だいわ文庫

「悩みグセ」をやめる9つの習慣

和田秀樹

大和書房

はじめに

私も「悩みグセ」で悩んでいた――

「自分が精神科医になっていなければ」

と考えることがある。

実は、私は、小さい頃から**勉強できるだけがとりえのいじめられっ子**であった。そのせいもあって人を見返してやろうと思うことはあっても、人と仲良くしようという気持ちのあまりない人間だった。

他人からは「性格が悪い」と言われるし、「いやな奴だ」と思われていたようだ。ひがみっぽいところも、ずるいところもあった。おそらくそれは人一倍だっただろう。また、変わり者で、人の気持ちがわからないところもあって、研修医時代に結婚したときも、実の兄弟でさえ長続きするのか心配してくれる始末だった。

そんな私が変わってきたのは精神科医になってからだ。

精神科医になることで、人の心の理論をいろいろ勉強し、またいろいろな患者さんの悩みを聞くことで、少なくとも**心を病む人たちの多くが、自分と同じように、まずいパターンの考え方やものの見方をしている**ことがわかった。

同じ状況でも、心を病む人とそうでない人がいるのは、「考え方」や「見方」の差なのだと、気づいたのである。

人のふり見て我がふりなおせ、とはよく言ったものだが、自分もまずいと思うところをなおしていくうちに、少しずつまともな人間になっていったようだ。

どうにかこうにか、結婚生活も続いているし、自分の口から言うのもなんだが、わが子たちもとてもまともな性格の子（勉強できるのが当たり前と思われているのは気の毒だが）に育っている。

そして何より、いやな奴と思われなくなったようで、大人になってから次から次へと友達ができるのだ。数年前から、作家の林真理子さんのような方とも仲良くさせていただいている。彼女によると、私は周囲にとても「いい人」として見られているそうだ。そのおかげでいろいろな人の協力も得られて、三十年来の夢だった映画を撮ることもできた。

また、ちょっとものの見方を変えたり、考え方を変えたりすることで、くだらないことにも悩まなくなった。中高年はうつが危ない時期とされているが、メンタルヘルスの状態もかなりいい。

もちろん、医師としても、少なくとも臨床はかなりできると自負している。みんなを治すことはできないが、悪くしないということは本心から心がけている。

これは、実は、すべて精神科医になってから学んだことで、自分にも当てはまりそうなことを応用したり、患者さんの悩みを聞いて、自分にも言い聞かせながらカウンセリングをしてきた結果だと思っている。

私がこんなことを言うのは、偽善だとか、あいつに言われたくないと思うだろうが、性格は変えられなくても、ものの見方や考え方は変えることができる。結果的に、さまざまな悩みが悪い方向に向かわないし、また、他人から見える性格もよくなっていく。

本書では、このように自らも使っている私の秘訣を、できるだけ人に役立つ形で公開したいと考えている。

もし自分に当てはまると思ったら、その部分だけでも試しに使ってほしい。考え方を変えて損をすることはない。うまくいかなかったら別のやり方を試せばいいだけだ。

でも、実は**少し変えただけで**、**明日は変わる**。そして、世界が変わるのだ。

それを実感してもらえれば、著者として幸甚この上ない。

習慣 5
がんばりすぎない

完璧主義はムダだらけ。
人生、たいていのことは
「満点」でなくていい

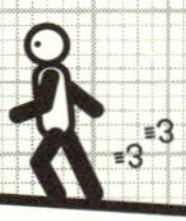

習慣 6
すぐに謝る

謝らない人ほどキレやすい。
他人を許して、
ゆったりラクに生きるコツ

習慣 7
他人も自分もほめる

期待されると能力は伸びる。
ほめ合って、
お互いに伸びる関係を

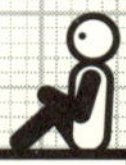

習慣 8
白黒つけず、グレーでいく

白黒つけたがる人は、
心に「痛み」を
呼びこみやすい人

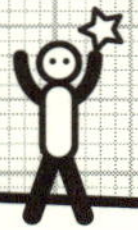

習慣 9
1週間に3つ、楽しみを見つける

欲張らないけど、期待する。
なんでも楽しむ気持ちを忘れずに！

和田式「悩みグセ」脱出

9つの習慣 大公開！

仕事、人間関係、家庭のストレスや悩み。
この「考え方」で、モヤモヤ、イライラがいつの間にか
スーッと消えて、こころがふわっと軽くなるんです。

習慣 1
あきらめる

考えてもどうにもならないことは、
「もうやめた」で終わりにする

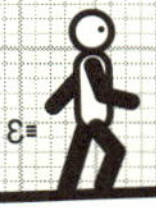

習慣 2
くらべない

なぜ私たちは
「嫉妬」するのだろう。
どうして誰かと
くらべてしまうのだろう

習慣 3
「わかってくれる」と思わない

「100%わかりあえる」は幻想。
「わかってくれない!!」という
理不尽な怒りにさよならする

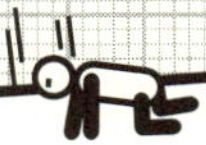

習慣 4
嫌わない

感情のコントロールが上手な人、
下手な人の特徴

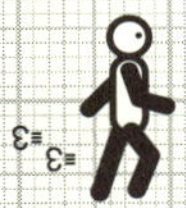

習慣 1

あきらめる

習慣
2

くらべない

習慣 3

「わかってくれる」と思わない

習慣4

嫌わない

習慣5 がんばりすぎない

習慣6 すぐに謝る

習慣7

他人も自分もほめる

習慣 8

白黒つけず、グレーでいく

習慣 9

1週間に3つ、楽しみを見つける

習慣1

あきらめる

考えてもどうにもならないことは
「もうやめた！」で終わりにする

あきらめる、でも、あきらめない

■完璧主義者と「あきらめられない人」の関係

「悩みグセ」のある人の多くに見られるのが、「あきらめられない」という傾向だ。

思いどおりにいかないのに、それに固執して、あきらめきれず、なんら進展もなしに繰り返し同じことを続け、エンドレスに悩み苦しみ続けてしまう。

周囲を見回すと、案外、そういう人が多いのではないだろうか。

あきらめて他のことに力を注げばいいのに、と思いながらも、本人は一生懸命なので気の毒でそれも言えない。

これが極端になったのが、「強迫神経症」という心の病である。

ある種、「延々とあきらめられない病気」というふうに理解することも可能だ。

さまざまなタイプがあるが、たとえば「手洗い強迫」の人は、手が汚いのではないかと心配になり何時間でも手を洗い続けてしまう。「確認強迫」の人は、鍵が閉まっているかどうか心配で、何十回も何百回も鍵を確かめないと出かけられない。

医者の立場からいえば、人の体には常在菌だっているのだから、永久に手を洗い続けても、生きている限り菌がゼロになることはない。絶対に不可能なのだ。

また、客観的に考えれば誰でもわかるだろうが、鍵を閉め忘れたから泥棒に入られるのではなく、どんなに最新の施錠をしていても、プロはなんらかの方法で留守宅に入りこむ。カギをかけても泥棒に入られることもあれば、開けっ放しにしておいても安全なことだってあるのだから。

適当なところであきらめるしかないのに、完璧主義であきらめられず、つい同じことを繰り返してしまう。その結果、時間も金も労働力も浪費してしまうのだ。

ただし、あきらめるといっても、「どうせ自分なんか……」とすねてかかってしまうのは、絶対にやめたほうがいい。

私は、あきらめがすごくいい人間だ。

逆に、それで欲しいものや勝利を得てきたといえる。

落ちこぼれだった灘高校時代は、あきらめがいいから100点を目指さなかった。このくらいでやめておこうと、満点でなく合格ラインの点数だけ目標にして、あとはあきらめて見切った。

その結果、**東大に現役合格できた**のである。

そのときに考案した受験方法で、緑鐵舎《りょくてつしゃ》という塾を開き、たくさんの本を出版し、「緑鐵受験指導ゼミナール」という受験勉強法の通信教育を成功させた。

こうして医者になれたのも、努力してもムダなことはあきらめて、もっと効率よい方法で勉強したからだと思う。

■大きすぎる目標は「棚上げ」する

ところがその一方で、ひじょうにあきらめが悪いところもある。

私は5年前に、「受験のシンデレラ」という映画を撮った。念願の初監督作品であるが、実は私が映画監督を目指したのは、高校生時代。三十数年を経てやっと夢を実現させたわけだから、相当あきらめの悪い人間といっていいだろう。

実は、**映画を撮りたいという気持ちはずっと心の底に持っていた**のだ。でも、大学を卒

[「あきらめる」は目標を棚上げすること]

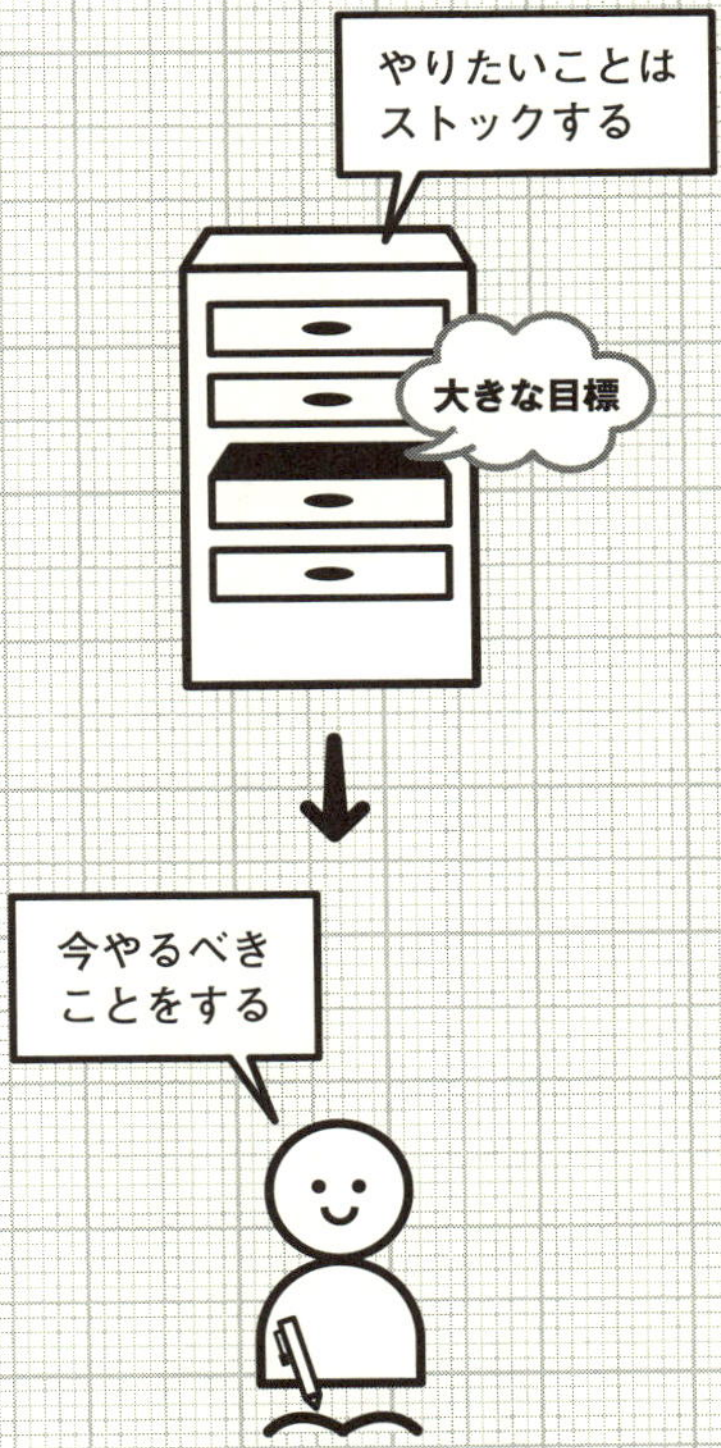
やりたいことは
ストックする
大きな目標
今やるべき
ことをする

業する時点でそれを1度「**棚上げ**」した。

なぜなら、当時は映画会社で助監督というポストの求人がなかったからだ。そこで、すぐに映画監督になるのは無理だと判断した。

ではどうするか。

将来、映画を撮るための方法が何かないだろうかと考えた。

そこで思いついたのが、とりあえず医者になって自主映画の資金を貯めようということ。その間に、本を書いてそれを原作として映画を撮りたいと声がかかるのを待とう、と思ったのだ。

そしてようやく映画を撮るチャンスに恵まれ、それまでに知り合ったそうそうたる面々に友情出演していただき、モナコ国際映画祭ではグランプリ他4つの賞を受賞した。

その場ではあきらめる、でも本当に叶えたいことはあきらめない……。

夢を実現できたのは、優先順位をつけて対応したからだろう。

できないことは後回しでいい

■〝心理的視野狭窄〟にご用心

社会人の資格試験はもちろん、学生の受験でもそうだが、本来合格ゾーンにいたはずの人が、意外な落とし穴にはまって不合格となってしまうことがある。

それは几帳面な人に起こりがちなのだが、冒頭の問題で引っかかってしまい、それに時間がとられてしまうというケースだ。「解けない」「できない」と思ったら、とりあえずそれは後回しにして、次に進めばいい。

ところが、焦ってしまうと、その問題を解かなければ次には進めないような強迫観念にとらわれてしまう。ひょっとするとその1問以外はすべてスラスラと解けるのかもしれないのに、どうしてもその問題にこだわってしまう。

こういう状態を、「**心理的視野狭窄《きょうさく》**」という。

たとえば、これも心理的視野狭窄といっていいかもしれない。私の書斎は、三方の壁が天井まで本棚になっている。しかし、それでも本や資料は収まらず、デスクの上はもちろん、サイドテーブルや打ち合わせテーブルにまで、積み重ねられている。そのような状態だから、欲しい資料が見つからないこともある。

当然、必死になって探すわけだが、10分間かけて見つからなかった場合は、私はすぐにあきらめる。とりあえず、その資料が必要な仕事は後回しにして、他のことを優先させるのだ。

たいていの場合、**10分間探して見つからないものは1時間探しても見つからない。**ただし、翌日もう1度探してみると、あれっと思うほど意外とすぐに見つかる。それを経験しているから後回しにしたのだが、もし前日そのまま1時間探し続けて見つけられなかったら、50分間も時間を無駄にすることになっていたのだ。

■優先順位をつけてパフォーマンスを上げる

このような状態が心理的視野狭窄である。焦ってパニック状態になっているといえる。「見つからないもの」「できないこと」にとらわれてしまって、他のアイデアが浮かんでこないし、目の前のものも見えず、すぐそこにあることにも気づけないのだ。

誰もが認めるエリートが肝心のところで失敗したり、充分に偏差値が足りているはずの子どもが受験で落ちたりという場合、このような「心理的視野狭窄」を起こしてしまったというケースがめずらしくない。

仕事でも試験でも、また他のどんな状況でも、たいていの場合は、タイムリミットが存在する。

限られた時間の中で最大限の力を発揮するためにも、できないことは後回しにするのがいちばん。

自分が早急にすべきことは何か。最も重視するべきことと考え、その場に応じた優先順位で対処していくのがおすすめだ。優先順位を正しく見極めて取り組む習慣をつければ、自然に要領よく行動できるようになり、効率よく進められる。結果、パフォーマンスアップにつながるのだ。

優先順位を正しく見極める重要なポイントは、「あきらめること」と「捨てること」。

[誰にでも起きる「できない！」パニックを防ぐには]

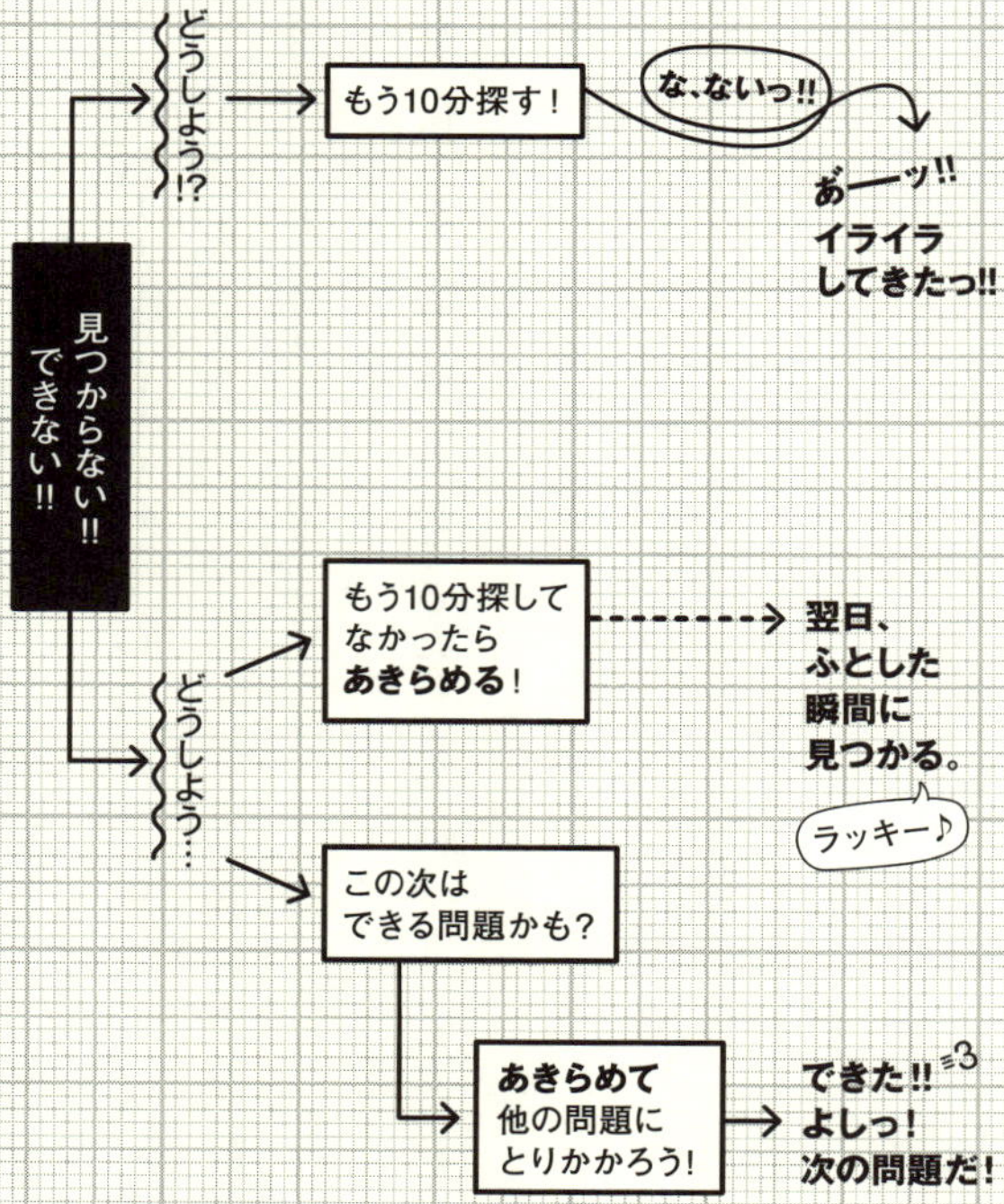

その場で不要なものは、視野に入れない、とりあえずスルーして考えない。とはいっても、100%あきらめるというわけではない。あとからうまくできるかもしれないから、そのときに対応すればいいのだ。

とりあえず今はあきらめて捨ててみる。

そうすると、目の前にかかっていた靄《もや》がふっと消えるように、す～っと視野が開けるだろう。

このとき、優先順位の低いことにいつまでもこだわっていると、悩みグセを引きずり続け、ますます心は重くなっていく。

捨てる勇気を持つことが突破口になることを、自分に言い聞かせてあげてはどうだろうか。

別のやり方で仕切り直す

■方法は1つじゃない

「あきらめる」と「捨てる」ことが苦手な人は多い。なぜなら、あきらめがつかないものというのは、たいていが、思い通りに進んでいないことだから。それでよけいに固執して、ますます視野が狭まり、冷静な判断ができなくなってしまうのだ。

たとえば、私がかつて出会ったあるケース。

彼は、会社の製品を販売するために、1日中、足を棒にして歩き回り、次々と会社を訪ねている営業マンだった。でも、一向にセールスの契約は結んでもらえない。ということは、彼は気づいていないけれど、**どこかに必ず買ってもらえない理由が潜んでいる**はずなのだ。

それを改善しないで同じような営業を続けていても、可能性は限りなくゼロに近い。

■誰かの「頭《ちえ》」を借りてみる

彼は「売れない！」ということに頭を奪われ、「売れる方法を見つけよう！」と**具体的な行動を何1つ試していない**のであった。

もちろん、彼の真面目さや熱意にほだされて購入してくれるお客さんがいるかもしれない。でも、それは同情心からのこと。営業マンとして優秀な成績をおさめるほどの購入額ではないだろう。しかも、ひとりのお客さんのところに何度も通いつめていたら、ますますコストパフォーマンスは低くなる。

売れない、あるいは、思うようにいかないのであれば、やり方を変えてみるのがいい。

営業マンの彼なら、自分のセールス方法を振り返ってみる。電話のかけ方を変えてみる。アポイントメントが取れて実際に訪問したら、挨拶の仕方や製品の説明を変えてみる。すぐにはうまくいかないかもしれない。

でも、それでもだめなら、別の方法を試してみればいいのだ。

ここでものをいうのが、**素直に「できる人」を見習ってみる姿勢**だ。

いろいろな方法を試してみるのは大事だが、自分で、ない知恵（売れていないのだから自分で考えた知恵にそれほど期待できない）を絞るより、優秀な他人の発想を活用すればいい。営業テクニックの手引書などは書店に行けばいろいろある。それらを参考にして、実際に試してみる。情報以上に、素直に試してみる姿勢が大切なのだ。

■負けグセがつく人の特徴

仕切り直して方法を変えてみるというのは、仕事に限らず、すべてのことに有効だ。

私は受験生にも同様のアドバイスをしている。

その場合は、今の勉強法で3時間やっても成績が上がらないなら、勉強法を変えてみるように指示する。

1時間の勉強を3時間に増やせば、成績が上がる可能性は大きい。

ただし、すでに3時間やっているなら、それを5時間に増やしても、たいていの場合、成績は上がらない。

[負けグセがつく人には「こだわり屋」が多い!?]

A方式で勉強をいつもの２倍する

↓

成績は２倍にならない！

「好きです‼」と同じ相手に何度も告白

↓

ストーカー呼ばわり！

ヘタなスイングでゴルフの練習を必死に続ける

↓

ヘタなスイングに磨きがかかる！

同じことに
こだわること

↓

正しいとはかぎらない！

その勉強法のどこかに根本的な欠陥があるか、あるいは、その人に合っていないのだ。

これは恋愛でも同じだろう。相手から疎まれているのに、好きだとアプローチし続けたら、ストーカーになりかねない。こんなときは、友人を介するなど、アプローチ法を変えてみるのだ。

趣味やスポーツでも、仕切り直すことで劇的な変化を遂げることがある。

ゴルフでドライバーの飛距離が伸びないからといって、毎日打ちっ放しに通ってヘタなスイングを続けていたら、それが身について、ますますヘタになってしまう。まずはできる人に聞いて、飛距離を伸ばすスイングを身につける。打ちっ放しで実際にボールを打つのは、それからでいい。遠回りのようだが、実はずっとこちらのほうが上達は早いのだ。

得意なことだけやればいい

■まず、得意なこと、不得手なことを分別

真面目な人ほど、苦手なことを克服しようと努力を重ね、その結果、どんどん悩みも苦労も抱えこんでしまう。もちろん、努力することはすばらしいことだし、苦手を克服しないと次に進めないこともある。

しかし、通常は**もっと簡単な方法がある**のだ。

苦手なことは後回しにして、まず得意なことを伸ばしていく。

苦手を克服するために使う労力を、得意なことを伸ばすために使うほうが、実は何倍もの成果を得られるのだ。

自分のまわりの優秀な人、かっこいい人、尊敬できる人を、ちょっと観察してみるといい。どうして彼や彼女が優秀でかっこいいと思えるのか。

それは、一目でわかるような成果を出しているとか、何かの達人として輝いているからではないだろうか。あるいは職場なら、いわゆる「できる人」。こういう人たちは、自分の能力や特性を自分自身で明確にわかっている。だから、自分が得意なことと、不得意なことも、はっきりと見極められる。そこで、得意なことを選んで取り組み、不得意なことは後回しにしたり、さらりとかわしていたり、あるいは、それが得意な人に上手に振り分けていたりする。

いわゆる「要領がいい」は、悪い意味で使われることが多いが、実はこういう人は**できないことに謙虚**なのだ。自分自身の能力や特性をきちんと理解しているから、何をやればどれだけ成果を出せるかもわかっているし、できないことは素直に認め、それを避けようとする。

同じ時間を使うなら、より多くの成果を出したほうがいい。同時に、不得手《ふえて》なことをやって苦労したり時間を浪費するよりは、それが得意な人を見つけてやってもらったほうが、効率はいい。

だいいち、できないことを自分でやろうとするのは、真面目であると思われがちだが、**自分でできるという「うぬぼれの裏返し」**で、かえってそのほうが迷惑だ。

もちろん自分は、よけいな苦労をしなくてすむから、どちらにとっても、いい結果が得られるのである。

■だから私はスポーツとギャンブルをやらない

念願の映画監督デビューを果たし、2本目も撮り、周囲から、「すごいですね、医師で受験のカリスマで、しかも映画も撮るなんて」とほめていただく機会が増えた。まったく違うジャンルのことをやっている私を、器用な人間と見るむきもあるかもしれない。でも実際は自分の得意なこと、好きなことだけ選んでやっている。その結果、それぞれのジャンルでそれなりに成果が出ているので、そこだけが目立つのだ。

実は私には不得手なものがいっぱいある。でも、それがどうしても必要なものでない限り、克服しようとがんばったりはしない。忙しい時間の中でできることは限られている。

あえて**不得手なものでがんばるより、得意なことに時間を費やし、さらに磨きをかけたい**からである。

私は、スポーツとギャンブルはやらないと決めている。なぜなら、得意なことじゃないからだ。

小学生時代にすでに私は、自分はスポーツが苦手だと自覚した。以来、体育の時間は出席はするものの、夢中になることはなかった。放課後の校庭で鉄棒の練習をしたり、朝晩家のまわりを走ったりということも、したことはない。

でも、最近になって気づいたのだが、ここぞというときに必要な体力は、率先してスポーツをやっていなくても必要に応じてついてくるようだ。医師、作家、受験指導、映画監督を同時にこなすには、確かに体力がいる。しかし、時間を効率よく使い、無駄な労力を排除すれば、できてしまうものなのだ。

毎晩遅くまで残業をしている会社員だって、みんながみんな、スポーツマンだったわけではない。連日10時間以上も働き続けているビジネスパーソンは、いわば、毎日100キロマラソンに挑んでいるようなもの。それでも体力は続いている。

もちろん、健康を維持するために運動は、おそらく効果的なものだろう。ただ、私は医者ではあるが、**嫌いなら無理してやる必要はない**という考えの持ち主だ。運転手つきの車にのってジムに通うのは本末転倒で、きちんと歩くほうを積極的におすすめする。

同様に、ギャンブルも自分に才能がないと見切ったから、やらない。パチンコも競馬も、海外ではスロットマシーンもやってみてわかったのだ。すぐにすってしまうから、楽しくもない。時間とお金を浪費し、しかもつまらない思いまでして、わざわざやる必要はない。

加えて言うなら、私はどうも女性も苦手のようで、女性がいるお店などに行っても、全然もてない。だから、ワインに精通したソムリエのいるバーに行く。ワインが好きな私にとっては、ソムリエと話すことで新しい知識を得たり、自分好みのワインを発見することのほうが、ずっとメリットがあり、かつ楽しいからだ。

悩むより、タイミングをみる

■周囲の環境は常に変化している

「悩みグセ」がついてしまうと、ネガティブな考えにとらわれてしまい、せっかくチャンスがきてもそれに気づかず、逃してしまう。今が悪いからずっと悪いとは限らないし、その反対もあるのだ。

たとえば、若い頃に起業して成功した場合、十数年後は両極端に分かれている場合が多い。

最初の成功をステップに、さらなる飛躍をしている経営者。もう一方では、1度は成功したものの、その後失敗して、破産宣告しているようなケースも少なくない。

この違いは、どこにあるのだろう。

私は、周囲の環境の変化への対応力や将来を見通す目があるかどうか、タイミングを上手につかんで波に乗れるかどうかによって、その差が生じてくると思う。

事業で若くして成功した人は、当然ながら、自分に自信を持つ。得てして若い起業家がワンマンで、その社員にイエスマンが多いのが、その代表的なケースだ。

こういうタイプの人は、経営手腕などあらゆる面で自分のやり方に絶大な自信を持っている。何しろ、現実にこうやって成功したという結果があるのだから、当然だ。もちろん、自信を持つことはいいことだ。何かをするときに、恐る恐る取り組むよりも、自信を持って向かったほうが成功する率が高い。

しかし、周囲が見えなくなってしまうと、逆効果となる。企業で成功したときの、その業種の状況や、本人を取り巻く環境は、やがて変わってくる。何事も順風満帆とばかりには進まないだろうから、会社が危機に瀕《ひん》することもあるだろう。そんなときに、**これまでのやり方を見直せるかどうかは、その後の成否に関わってくる。**

若くして成功したワンマン経営者ほど、自分のやり方を通したがる。周囲のアドバイスや心配にも耳を傾けず、以前成功したときの方法に固執して、ごり押しをする。その結果、次々と借金が増えたり、ついには会社も社会的地位も失ってしまう。自信家の場合、全財産をかけたり、借金をしても大丈夫と思うから、たった1回の失敗で命取りになることは少なくない。

この経営者が若くして成功できたのは、そのときの社会的な環境など、うまくタイミングをつかんで、波に乗れたからだ。

そのことをきちんと自覚していなかったから、会社が危なくなったときに、タイミングに乗ることができなかったのである。20代の経営者に求められることと、30代のそれは、違う。子だくさんと少子化時代、60代以上の人が人口の大きな割合を占める超高齢化社会では、社会の需要も全然違ってくる。

そんな状況の変化に臨機応変に対応できなければ、会社はやっていけないだろう。

■あの人はなぜ、チャンスを生かせないのか

成功をつかむのは完璧な人間とは限らない、これは人間の不思議なところであり、また、さまざまなチャンスが潜んでいるところだ。

たとえば、SMAPの木村拓哉《きむらたくや》さんのようなルックスで、スポーツ万能、性格もよくて友人からも慕われる、さらに東京大学やハーバード大学を出てエリート街道を

まっしぐらに進んでいたからといって、すべての女性が彼に夢中になるとは限らない。

彼に好きな女性ができたとして、その女性がどこといってとりえのない男性と付き合っていたとしよう。彼が自分の気持ちを告白したとしても、もし彼女が恋人とラブラブな状態であれば、断るだろう。それでも彼がしつこく付きまとったら、ますます彼女の心は閉ざされてしまうだろうし、ストーカー扱いされてしまうかもしれない。

こんなときは、ちょっとタイミングを見極めればいいのだ。

情熱的になっているから、彼の気持ちはうとましく思われる。でも、いつか彼女の交際がうまくいかなくなってしまったり、恋人と別れたりするときがくるかもしれない。これこそ、告白のチャンス。恋を成就させるタイミングなのだ。傷ついて寂しい気持ちになっている彼女をやさしく接すれば、彼女は彼をいい人だと思う。その後タイミングを見計らって告白すれば、うまくいく可能性は大いにあるだろう。

仕事だってしかり。

大きな成果を出す人ほど、タイミングを見極めるのがうまい。

そして、要領もいい。自分がそれに費やした労力や時間を、最大限に形にする。そのためのタイミングを見計らっているから、自然に、無駄を省くことができるからだ。あなたのまわりにも、そういうタイプの人がいるだろう。そういった人のタイミングのとり方を参考にするのもいいかもしれない。

これまで成功していたやり方でいつまでも成功できるとは限らないし、また、その逆もある。これまで失敗続きでくよくよ悩んでいた人も、タイミングをきちんと見極め、チャンスをつかめば、人生はいくらでも転換できるのだ。

悩んでいる時間があったら、もっと周囲にアンテナを張り巡らせて、よく見渡してみるといい。

タイミングやチャンスというのは、いくらでも転がっているものなのだ。

「あきらめる」は未来につながる

■「過去は変えられないが未来は変えられる」の発想を

世の中には、どうにもならないこともある。その最たるものが、〝過去〟だ。どんなに努力したって高額なお金を積んだって、過去は絶対に変えられない。

病院の精神科には、さまざまな人が訪れる。なかには、事件の被害者だったり、事故で家族を失ったりという人もいる。

その人たちにとって、起きた事実を消すことはできない。それを踏まえたうえで治療にあたるのだが、カウンセリングで同情するのは簡単だ。やさしい言葉をかけたり、あるいは一緒に悲しんだり。それで一時的には患者さんの心も安定する。

しかし、それだけでは根本的な解決にはなっていない。**周囲の同情だけでは、その人は新たなる未来を創るために歩き出すことはできない**からだ。

そこで、本当に力があり、患者さんのことを考える医師は、ある程度の信頼関係ができたところで、**過去をあきらめる**ことができるように、患者さんにアドバイスする。患者さんの身の上に起きたことは、つらいことだろうし、決して消えることのない過去である。

でも、そのことばかりを思い出して悲しんだり、悔しがったり、恨んだり、そんな思いにとらわれて生きていたら、この先、楽しい未来は拓《ひら》けない。結局、損をするのは、患者さん自身なのだ。

人間不信に陥るよりも、信頼できる人も少なくないものだ、と思って毎日を過ごしたほうが、人のやさしさを感じることができる。消えない過去の悲しい記憶を引きずって悲しい毎日を生きていくと、人を信じられなくなったり、すべてが敵に思えたり、自ら、二次被害、三次被害を招いて不幸に落ちていってしまう。そこから救い出し、前を向いて歩いていけるようにサポートするのも、私たち医師の仕事である。過去を変えたり、記憶を塗りかえることは、精神科医でもできない。でも、これからの人生を楽しく生きていくこと、理想の未来を創っていくことのお手伝いをしていくのである。

■「中学受験に失敗すると、最終的に成功する」のはなぜ？

日本は学歴社会といわれるが、東京大学を出ていなくても社長になったり活躍したりする人はたくさんいる。反面、東京大学を出ても、出世できない人も多い。

この差は、**自分で負けを認めたうえで、次に何ができるかを考えられるか**どうかで生じてくる。それが顕著なのは、中学受験である。東京大学への合格率が高い中高一貫校というと、開成や麻布、武蔵などが有名である。最初から東京大学を目指すより、それらの中学に入学するほうが、ずっと楽だと親もアドバイスする。そこで、小学生ながら一生懸命勉強して、中学受験を目指す。

しかし、力及ばず、不合格となってしまう小学生もたくさんいる。

結局、**第2志望の海城中学や巣鴨中学に入学するのだが、実はこの2校は、それぞれ毎年、40人前後もの東大現役合格者を輩出**している。

「中学受験では負けたけれど、でも、合格した奴らを、大学受験では見返してやる！」

という強い思いが、理想の未来を創り出したのである。中学受験の場合は、負けを認めるから、次にがんばれる。

大学受験に失敗した場合でも、同様に成功をつかむケースは多い。知り合いで、東京大学に落ちて、慶応大学に入学した男性がいる。両親の理解もあり、慶応大学に席を置いて1年間、受験勉強を続け、再度東京大学を受験するという道を選択できた。しかし、彼はそれを望まなかった。

「自分は確かに大学受験に失敗した。でも、これからもう1年を受験勉強に費やすのはもったいない。それならば、慶応大学でなければできないこと、自分の未来につながることに、その時間を使いたい」

そう断言した彼は、慶応大学を卒業した後、ハーバード大学に留学して法律を学び、今では国際弁護士として活躍している。

実は今だって東京大学出身も慶応大学出身も、毎年のロースクールの合格者数はそう変わるものではない。しかも、慶応大学はハーバード大学から教授を招いて法学部を創設したといういきさつがあるので、両校は強い絆でつながれている。ハーバード大学へ留学するには、他にくらべると、慶応大学出身ということが有利かもしれない。東京大学だって慶応大学だって、司法試験に合格する人も落ちる人もいる。なら

[東大受験に失敗したある男性の成功ストーリー]

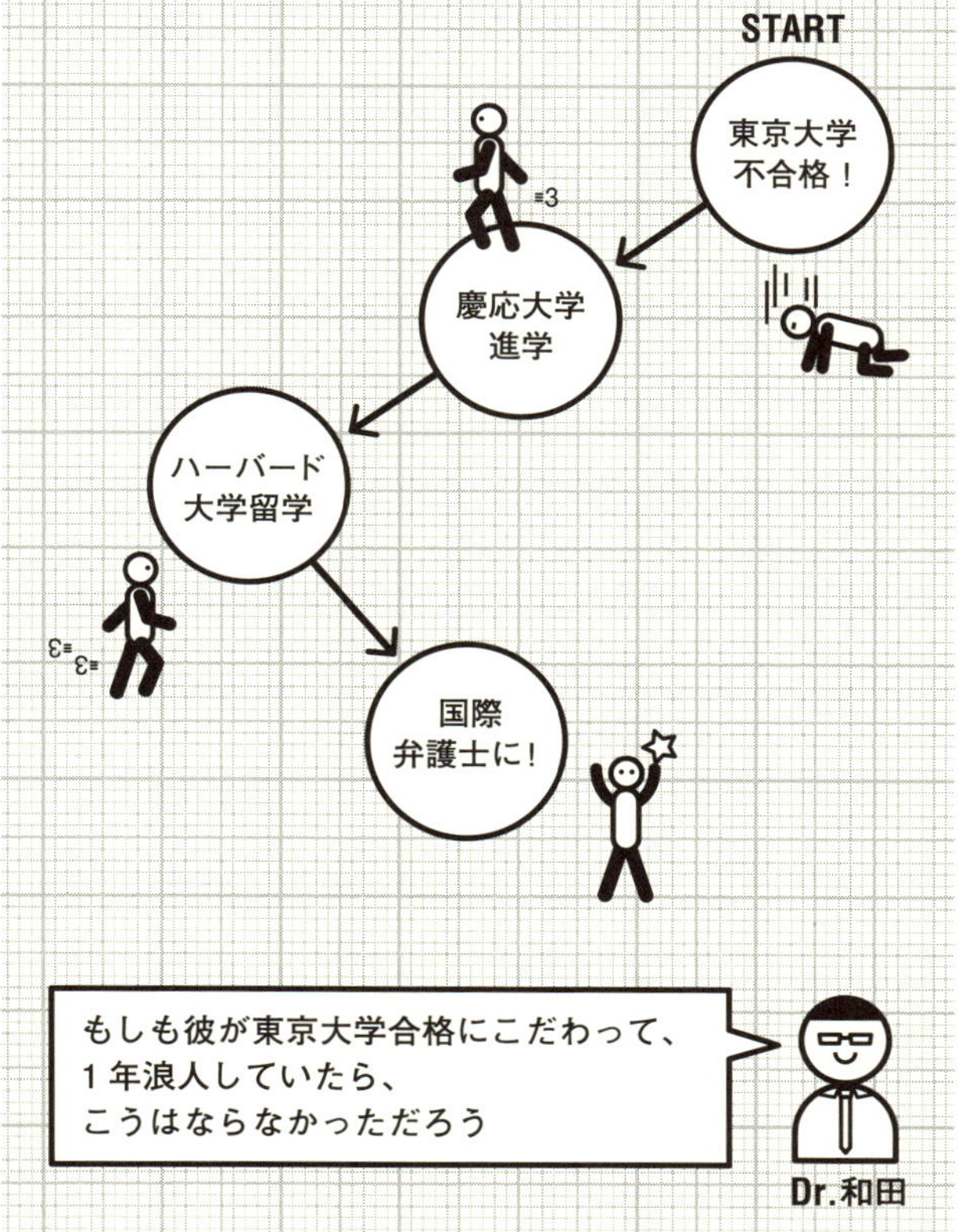
START
東京大学
不合格！
慶応大学
進学
ハーバード
大学留学
国際
弁護士に！
もしも彼が東京大学合格にこだわって、
1年浪人していたら、
こうはならなかっただろう
Dr.和田

ば、もう1年を勉強に費やして受験しなおすよりも、与えられた環境の中でベストを尽くすほうが、得るものは多いだろう。しかし、ここで負けを認めず、「東大卒はダサイ」と慶応カラーに染まっていては、何も得られない。

私は東京大学医学部出身だが、日本医科大学出身のほうが開業医のネットワークが広いという事実もある。結局、トップに入るかどうかが問題ではなく、自分の置かれた環境や、そこにある資源やチャンスをいかに利用するかが重要だ。挫折しても、**素直に負けを認めて、がんばろうと前向きに歩き出せば、思うような未来が創れる**のである。

習慣 2

くらべない

なぜ私たちは「嫉妬」するのだろう。
どうして誰かとくらべてしまうのだろう

「嫉妬」とは手をにぎる

■敵になるより仲間になる

私が、前向きに生きることの大切さを痛感したのは、受験生のときだった。

自分より成績のいい人間の悪口を言ったり、足を引っ張ったり、あるいは、羨ましい、悔しいからといって、その人を仲間外れにしたりいじめたりしても、自分の成績は上がらない。そんなくだらないことに時間や気持ちを費やすのは、浪費だ。そんな時間があったら、そいつより1点でも多く取ろう、そして見返してやろうと思って勉強したほうが、成績は上がるのだ。

受験勉強を敵との戦い、「まわりはみんなライバル」と考えるタイプの人は、意外と成績が伸びない。逆に、一緒に同じ目標に向かう仲間だと考える人間のほうが、ぐんぐん成績が上がる。

それはなぜか。仲間意識があれば、ネットワークができる。受験に関する有利な話やニュースなどを共有できる。だからみんな一緒に、成績が上がっていく。足を引っ張って、その人より上になったって、自分の点数は上がっていない。相手が下がっただけだ。

大切なのは、昨日より今日、今日より明日、もっと賢くなっていこうと、前向きに生きること。上昇志向を持つことだ。

今、テストの点が悪かったり、仕事がうまくいかなかったり、人間関係のトラブルを抱えていても、正しい攻略法がわかれば解決できる。くよくよ思い悩んだり、周囲の人を恨んだりしている間に、どうすれば成績が上がるか、仕事が効率よく進められるか、あの人とうまくやっていけるかを考えればいい。考えてみようとする気持ちがあれば、いろいろな方法論を探したり、努力したりして、必ず前に進める。

しかし、そこに踏みとどまってしまったら、迷路の中でぐるぐると回り続けるだけで終わってしまう。「どうせ自分なんか……」とひがんで殻に閉じこもってしまったら、何の解決法も見つけられない。

もしも仕事をクビになったら、求人雑誌を隅々まで読んでみる、あるいは仕事につながる資格取得に挑戦してみる。前を向き、次を目指してこそ、パワーが生まれてくるのだ。

■意識次第で必ず活路を見い出すことができる

ポジティブに考えて前向きに生きたい、でも、自分に自信が持てないという人が多いかもしれない。

でも、自信があるからポジティブになれるのではない。

むしろ、**自分にはできない、と見極められるからポジティブになれる**のだ。このままでは自分にはできない、だったらどうすればいいのか。あるいは、別の道を選んだほうがいいのか。さまざまな方向から新たなる活路を見出すためには、**自分を客観視する**ことも必要だ。

そして、すぐにいい方法が見つからなかったら、まずは、**できる人の真似をしてみればいい**。優秀な人間のやり方が盗めるのであれば盗めばいいし、可能なところだけでも真似して、あとは自分がやりやすいように応用すればいい。

人真似をしたり人から学んだりということは、決して独創性に欠けることではない

[悩みの解決につながる行動をしているか？]

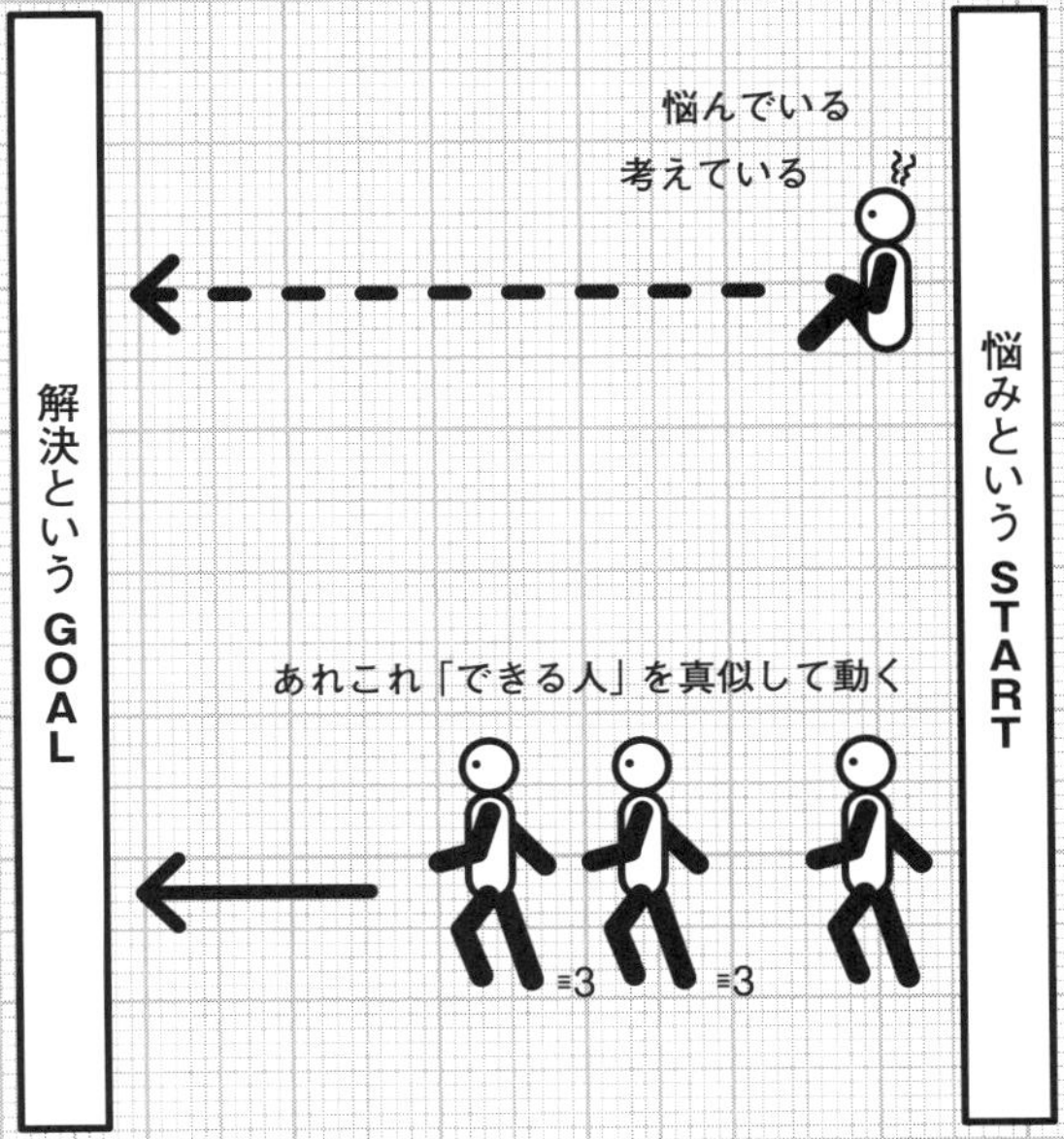

し、後ろ向きでもない。

そもそも私の受験勉強のコツでも、たとえば数学なら、問題を時間をかけて自分で解こうと苦悩するより、問題の解き方を1つでも多く記憶するようにすすめる。

ただし、これだって、私のオリジナルではない。実際に自分が東大受験をしたときに、灘高の先生の1人が明言していたことだ。できないときに、わらにもすがる思いで、できる友達のノートのコピーを丸覚えして、実際にできたから、自分の勉強術にしたのだ。

後ろから数えたほうが早いほど成績が悪かったのに、急に点数が取れるようになり、現役で東大に入学できたのも、模倣《もほう》から始まっている。

周囲のデキる友達をじっくり分析し、デキるテクニックを盗み、それを自分流にアレンジしたのだ。

一流の芸術家やプロの料理人の弟子だって、まずは師匠のテクニックを盗み、応用し、磨きあげて、自分の世界を確立する。

ひがんで相手の悪口を言う暇があったら、仲良くなって相手のテクニックを盗んでみる。するとと、自分の活路が見出せるのである。

嫉妬には2つのタイプがある

■自ら判断し、感情をコントロールする

嫉妬心は、使い方しだいで結果が良くも悪くもなる。それには、嫉妬の質、そのものを見極めることが必要だ。

嫉妬には、いくつかのタイプがある。わかりやすいのは、精神分析学から分類した嫉妬。嫉妬は2種類あるとされ**「エンビー型嫉妬」**と**「ジェラシー型嫉妬」**に分けられている。このうち、ネガティブなのは「エンビー型嫉妬」、ポジティブなのは「ジェラシー型嫉妬」の考え方だ。

まずは、「エンビー型嫉妬」から説明しよう。これは、相手が自分より優れていることに嫉妬し、怒りを感じ、相手の足を引っ張ったり仲間はずれにしたり、相手を貶《おとし》め潰したいと思う心である。後ろ向きで、何の解決も進展もない。

それとは正反対なのが、「ジェラシー型嫉妬」。こちらの嫉妬も、相手が優れていることで悔しく思うが、だからといって、相手を潰すことはしない。ジェラシーを感じながらも、努力して「自分をもっと磨こう」、「いつか相手より上になろう」、「見返してやろう」と考え、前向きにトライする。

前者はマイナスの結果を生み、後者はプラスの結果を生む。

当然どちらがいいかはおわかりだろう。妬みや嫉《そね》みにとらわれているだけでは、自分はまったく成長できない。もし自分が「エンビー型嫉妬」タイプだと思ったら、「ジェラシー型嫉妬」へと変換することをおすすめしたい。

そうは言っても人は、たいていの場合、そのときによって「エンビー型嫉妬」に陥ったり、「ジェラシー型嫉妬」でポジティブにがんばれることもある。

だから**誰かに嫉妬を感じて苦しいときは、まず、自分を客観視してみる**といいだろう。

「今、自分は、『エンビー型嫉妬』と『ジェラシー型嫉妬』のどちらを感じているのか」

これをしっかり冷静に判断して、「ジェラシー型嫉妬」へと自分を誘導する。そう

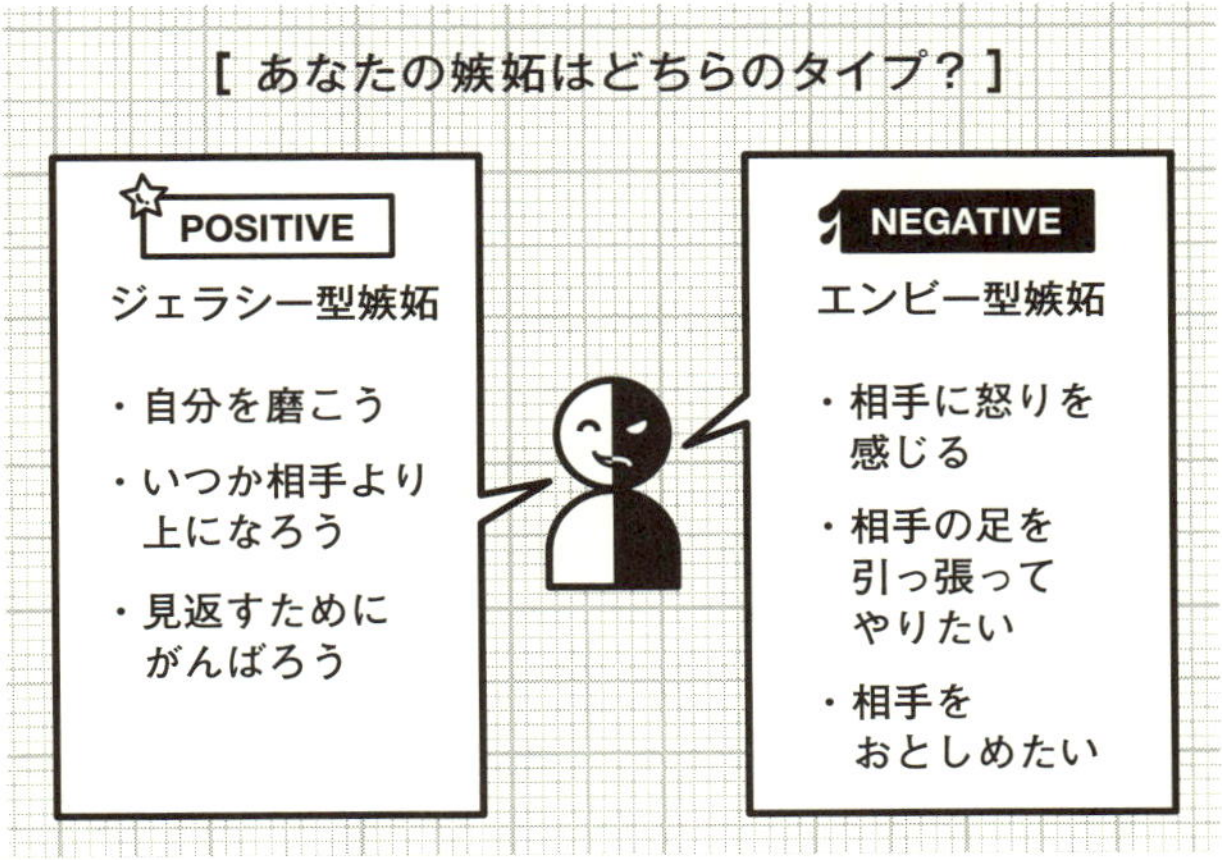
[あなたの嫉妬はどちらのタイプ？]
POSITIVE
ジェラシー型嫉妬
・自分を磨こう
・いつか相手より上になろう
・見返すためにがんばろう
NEGATIVE
エンビー型嫉妬
・相手に怒りを感じる
・相手の足を引っ張ってやりたい
・相手をおとしめたい

すれば、なんらかの方法を見出し、前向きに取り組んで、自分を磨きあげることができる。こうして習慣にしてしまえば、自然に感情をコントロールできるようになるのだ。

■目前のことに惑わされず、長いスタンスで考える

優秀な人を見て嫉妬したり、相手と自分をくらべて落胆したり、こうした感情に左右されるのは、目の前のことに振り回されてしまうからだ。少し歩を休めて、人生そのものを眺めなおしてみてはいかがだろう。

今や、超高齢化社会。70歳を過ぎて元

気に海外旅行を楽しんでいる人もいるし、80代で新たなことに挑戦する人もたくさんいる。

長く生きられるのなら、**だんだん良くなっていく人生を送ったほうがいい**。大学受験などは、先行逃げ切りの要素が多大にある。小学校や中学校時代に成績が良ければ、そのまま高校までトップグループで走り抜けて、一流大学に現役で入ることも、そう難しくはない。

ところが、社会に出てからは、そうはいかない。特に最近は、終身雇用や年功序列といった日本的雇用システムは、ほぼなくなった。

20代で起業して億万長者になってしまうとか、30代で一部上場企業の部長に抜擢されるとか、もちろんそれは成功なのだけれど、それをはたして維持し続けられるかが問題となる。

あまりに**人生のピークが早くきてしまうと、あとは下るだけということにもなりかねないのだ**。長生きすることがあたりまえの時代になったのだから、焦るより歳をとってからのことも考えたほうがいい。

そう考えると、現時点で自分よりライバルがずっと先を走っていても、焦ることはないとわかる。**自分は自分のペースで走ればいい。**ただ、のんびりしすぎたり、油断したりしないために、時には嫉妬心を利用して、ちょっとスピードをあげてみたりする。

■映画監督の周防正行さんがすごい理由

つくづくすごい人だなぁと思ったのは、映画監督の周防正行《すおまさゆき》さんだ。

そもそも『シコふんじゃった。』など、すばらしい映画を撮る監督で評価も高かったが、『Shall we ダンス?』という映画でさまざまな賞を総なめにして、映画に興味がない人にまで名前が知られるようになった。

当然、次回作への期待も高まる。けれど、すぐには撮らなかった。本当に自分が撮りたいテーマを見つけ、そのテーマについて探求した。『それでもボクはやってない』という映画を発表したのは、実に11年後。痴漢の冤罪をテーマに、日本の刑事裁判に一石を投じるすばらしい映画だったが、それ以上にすばらしいのが、周防監督だ。

数え切れないほどの裁判を傍聴し、さまざまな事件を取材した。その結果、裁判に関して弁護士よりも詳しくなってしまったそうだ。

自分で映画を撮ってよくわかったが、撮影や編集など、技術的な部分は優秀なカメラマンやスタッフと組めば、いくらでも克服できる。

しかし、自分が映画を通して何を訴えたいのか、それがしっかりしていなければ、映画監督とは名ばかりで、脚本家の書いた脚本通りのものしか撮れない。つまり、1本の映画で成功したからといって、焦って次を撮ったら、成功するとは限らない。

人生もこれと同じだ。**現時点での成功も失敗も、長い目で見ればある1つの通過点。**

結果に左右されて判断を間違えることのないよう、長いスタンスで自分の人生を見つめる目と判断力を大切にするべきなのだ。

いい面と悪い面、どちらを見るか

■何事にもすべて2面性があることを知ろう

何事も前向きに考えられればベストだけれど、なかなか思うようにいかないのが、人間心理だ。

気持ちが上向きのときならいい。けれど、落ちこんでいるときは、いくら自分に言い聞かせても、ネガティブな考え方になる。「ポジティブシンキング」と、言葉で言うのは簡単だが、実際は難しい。また、言葉だけがひとり歩きをして、誤解されている部分も多いように思える。ポジティブシンキングというのは、能天気になれ、超楽天的になれ、ということではないのだ。

悩みごとなどがあって落ちこんでいるとき、元気いっぱいな友人から、「クヨクヨ考えるより、ポジティブシンキングでいけよ！」と言われても、それは励ましにはならないだろう。むしろ善意の押し売り。友人と比較することで、自分がなんてネガティブなのだろうとさえ考えてしまうこともある。

ここではまず、ポジティブシンキング云々《うんぬん》よりも、**物事にすべて2面性があるということに気がつくことが大切**だ。

簡単にいえば、コインに表と裏があるようなもの。物事にも表と裏、いい面と悪い面がある。いい悪いといっても、これは、見方によって、まったく別のものにも変化する。

たとえば、あなたがとても神経質な人だったとしよう。

友人と雑談をしていて、ちょっとした表情の変化から、「相手が気にしていることに触れてしまったのではないか」と心配になる。あるいは、さりげないひと言で、友人が何か悩みを抱えているのではないかと気がつく。見方によっては、相手の反応に振り回される、いつもびくびくした心配症で小心な人間に思える。それは悪い面、欠点なのだろうか。

ところが、これをいい面としてとらえることもできる。人間のわずかな心理も読み取れる、繊細な人間。とても気が利くやさしい人。助けを求めている人のヘルプ信号を瞬時に察知できる、鋭い感性の持ち主……。

どうだろう、これはれっきとした長所。誰にも代えがたい、その人の魅力であり、才能となる。**「ポジティブシンキングに生きなきゃ」と思う必要はまったくない。**物事が2面から構成されているなら、そのいい面を見ればいい。そうすれば、少なくとも自分を否定しなくてすむ。

■いい面を見る習慣をつけよう

物事を判断するとき、いい面から見る習慣をつけると、とても生きやすくなる。

たとえば現在の世界的な不況。景気が悪いから大儲けはできない。ただしその反面、無理だとわかっているから大儲けを狙わない。だから、欲を出して大損することもない。

あるいは、マイホーム購入。バブルの絶頂期だったら、購入したマンションが1年後に数倍の価格になったことも珍しくなかった。マンションを転売して、より広くて立派な家を手に入れた人もいるだろう。

でも、今や価格は下がる一方で、売れ残りも多い。だから逆にそんな中から、少ない予算で理想に近い家を見つけることもできそうだ。

悪い面ばかりを見る習慣があると、すべてのことが悲観的に見えてくる。悪いほうへ考えてしまうので、実はその中に大きなチャンスがあっても、気がつかずに通り過ぎてしまう。結果、損するばかりで、さらに悲観的になる。悪の連鎖にはまらないためにも、

「物事には2面がある。悪いことのように思えるけれど、違う見方をしたらどうだろう?」

このように、いつも、**いい面を見ることを習慣づける**といいだろう。

過去は変えられないが、未来は無限大

■人生のシナリオは数百通りあることに気づく

誰でも気持ちが沈んでしまう時期がある。そんなときは、いい面を見ようと思っても、それができなくなる。すべてが悲観的に思えてきて、どんどんうつな気分に落ちこんでいく。

たとえば失恋したとき。周囲から見れば、たかが失恋と思うかもしれないが、本人にとっては、人生が終わってしまうほどの大事件なのだ。

「もう2度とあんな素敵な人と出会うことはないだろう、もう自分の人生は終わり。今後、期待できることなどない」

出口のない迷路をぐるぐると徘徊し続けてしまう。

しかし、世の中のシナリオというのは、幾通りもあるのだ。過去はあったことの事実が1通りだけ、決してあとから変えられない。けれど、未来は無限大だ。何十通り、何百通りのシナリオが描ける。

たとえばこれから外出する。駅まで、近道をするか、あるいは、散歩がてら別の道で行くか、**どちらを選ぶかで、人生は変わる。**

これは大げさな話ではない。1日家で過ごす予定が、ふと必要なものに気がついて、買い物に出る。そこで素敵な出会いがあるかもしれない。それは決して偶然ではない。幾通りもある未来の1つなのだ。

私が患者さんに認知療法をやるときに、いちばんポイントにしているのも、ここだ。

悲観的な性格を楽観的な性格に変えることは難しい。

でも、悲観的な人間に、いくつも未来のシナリオを考える方法を教えることはできる。それができれば、自ら、悲観的でないシナリオを考え、悲観的でない毎日を送ることができるようになる。

失恋してひどいうつ状態になっている人に、「もっと素敵な人が現れる」と言っても、よけいに別れた相手を思い出させるだけになってしまうことが多い。でも、もしかしたら仕事でうまくいくかもしれない、趣味が意外な方面に発展していくかもしれない、など、まったく別のシナリオがあることに気がつかせる。

それが実現しないにしても、これからの人生に幾通りものシナリオがあることがわかれば、後ろばかりを振り返らず、前を向いて生きていこうという気持ちになる。シナリオが1つでない、**未来はいくらでも変えられる、という当たり前のことに気づくことが大切**なのだ。

■いじめられない経験をさせる

いじめが深刻な問題になっている。学校はもちろん、会社や近所付き合いなど、おとなたちの世界でも、いじめが問題化している。いじめが誘因と考えられる自殺者は、老若男女、増加傾向にあるようだ。

実際にいじめに遭遇したとき、真正面からぶつかって問題解決を図るのも一案。しかし、それが可能であれば、いじめが深刻化する前に、何らかの手を打てたはずだ。

それよりも、環境を変えてみることを、私はおすすめする。

たとえば学校で子どもがいじめにあっている場合。

環境を変えるといっても、転校させるのではない。別の学校に行って、また同じようにいじめられたら、ますます深刻化する。

必要なのは、**別の環境でいじめられない経験をさせることだ**。

そのために、学校だけが人生のすべてではないということを教えてあげる。

たとえば、塾で勉強させるのもいいし、スポーツサークルに入れる、お稽古《けいこ》ごとなど好きなことに没頭させてみるのもいい。

要は、**学校以外にいろいろな社会がある**、別の道もある。今いじめで悩んでいても、それは一時的なこと。一生いじめられるわけでなく、別の社会には楽しいことがいっぱいあるのだ、ということに気づかせてあげることなのだ。

閉鎖された社会ほどいじめは起こる。

しかし、**学校でも会社でも、そこで一生過ごすわけではない**。

環境が変われば明日は変わり、未来は変わる。

今の環境に問題があるなら、自分で環境を変えてみれば、また別の世界が広がっていくのだ。

「いじめ」解決の1つは「いじめられない」別の環境をつくること

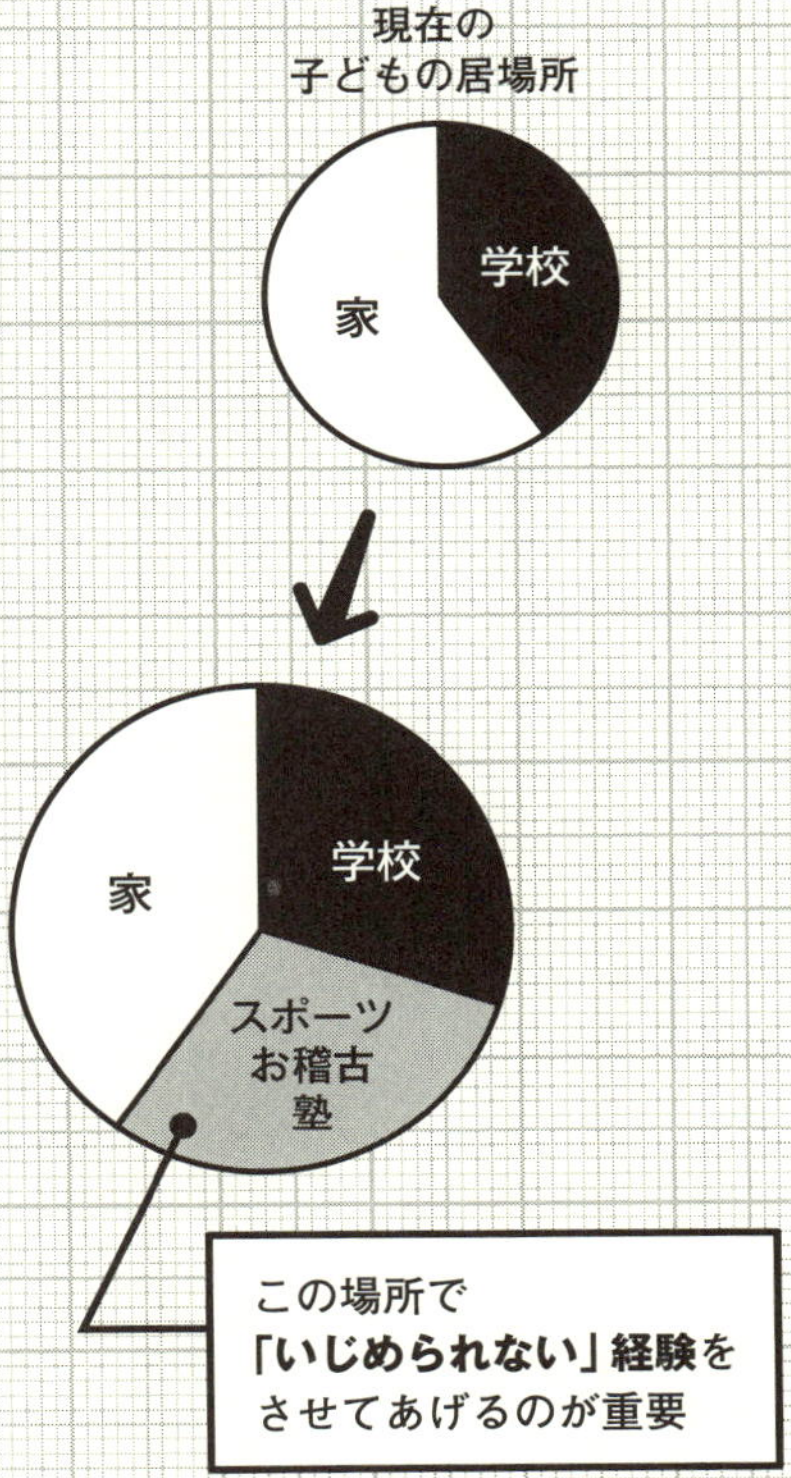

失敗で絶望する人と笑える人、その差とは？

■エリートに多い、最初から挫折している人

あるエリート官僚が自ら命を絶った、としよう。

幼いころから神童と呼ばれ、他の追随を許さない勉強のできる子どもだった。第1志望だった開成中学受験も難なく突破、現役で東京大学に入学し、成績はずっと首席。卒業後はまっしぐらに高級官僚へのエリート街道を走り抜けた。はたから見ると絵に描いたようなエリート人生。

それが、**ある日突然、自殺した。**

周囲の人たちはみんな、「生まれてこのかた、まったく挫折を知らない人だった。いつも1番で優秀だった。だから、ちょっとした挫折で傷ついて、自殺してしまったのだ」と口をそろえて言った。

しかし、私はそうではないように思えてしまう。**彼は、挫折を知らなかったのではない、最初から挫折していたのだ。**だから、自殺したのだと思う。

彼は確かに頭のいい人間ではあった。でも、彼が開成中学を目指すきっかけとなったのは、勉強以外に自分という存在をアピールすることができなかったからだ。小学校で友達ができない、女の子にもてない。スポーツも苦手で、体育の時間が大嫌いだった。勉強ができるということ以外、クラスの仲間から関心をもたれることはなかった。だから、自分は勉強で生きていこう、それ以外に道はないと思いこんでしまった。そして、開成中学に入り、東大に入り、官僚となり、自分が描いた道を進んでいった。

が、そこで、仕事上のミスを犯した。

彼にとっては、それが失敗だった。

でもこれは、挫折とは違う。**勉強・仕事が唯一の存在価値**だったから、そこで失敗したら、もう**自分が存在する理由がなくなってしまった**のだ。

もし彼が、スポーツもできるけれど、勉強もできるし、好きだから受験をした、あるいは、学生時代は友達も彼女もできなかったけれど、「エリートとなり女性にもてるようになってやろう」と考えて、一生懸命勉強し、エリートを目指したのなら、人生はずいぶん違ったはずだ。

「ちょっとくらい仕事で失敗したって、クビになるわけじゃない。トップを極められなくても、一般のビジネスマンにくらべれば、官僚というだけでエリートだ。収入だって保証されている。だったら、もうトップなんか目指さず、適当に仕事をして、クラブに通ってきれいな女性たちに囲まれ、面白おかしく過ごせばいい……」

そう考えられたら、また違う人生を楽しめた。死なずにすんだのだ。

こういうタイプは、エリートによく見られる。世間から見ると人生の勝者のようだが、実は、最初から挫折して人生をあきらめている。いい大学に行くこととか、一流企業に入社すること以外、自分が人に認められる方法はない。自分で自分を認めることができないから、そんな思いこみにとらわれる。実に気の毒だ。

■自分の失敗を笑える人は、ふたたび成功できる人

ところが、何度失敗を繰り返しても、いっこうに平気な人間もいる。

言葉は悪いが、ある意味、あまりデキがよくないタイプに、こういう人が多い。失敗なんて誰にでもあるものだし、うまくいくほうがめずらしい。

「失敗したらそれはそれ、うまくいけば上々」

このように軽く考える。

バブルがはじけたとき、ずっと金儲けに走ってきた人は、たちまちどん底に落とされた。お金で勝利を得たのだから、財産を失ったとたん、それまでちやほやしていた人たちがすべて去っていく、恋人にも捨てられる、もう首をくくるしかないと思う。

その一方で、同じ状況にあっても、へらへら笑って、

「破産しちゃったよ」

と、明るく言える人もいる。

所詮あぶく銭だったのだから、失うのが当たり前。むしろ今までうまくいきすぎていたんだと、すぐにあきらめられる。そして、「じゃあ、次は何をしようか？」と、気軽に方向転換できる。

こういうタイプは、周囲の人からも好かれていて、友達も多い。破産してもあまりに明るいので、今までのように付き合い続けようと思う。そして、次に何かアクショ

ンを起こすとき、手を差し伸べてあげたりする。その結果、案外また簡単に成功して、地位を得ることができるのだ。

挫折して自分を追いこんだり逃げてしまったり、失敗して絶望に陥ってしまうと、パニック状態になってしまい、前向きに何かに取り組むことができなくなる。

しかし、挫折や失敗をしたとき、冷静に状況を受け入れられる人、「ま、しょうがないか」と笑い飛ばせる人は、すぐに気持ちを立て直すことができる。

右へ行って失敗したのだから、今度は左の道を歩いてみよう、と。

この気持ちの軽さ、切り替えが、人生には大切なのだ。

何かを失ったから終わり、ではない。

失ってこそ得られるものもある。

もしも自分が絶望を感じやすいタイプだと思ったら、挫折や失敗に直面したとき、ひと言、**「人生なるようにしかならない」**と、**声に出して言ってみる**といい。

ありのままを自然に受け入れてみる。それだけでも、ふわっと気持ちが軽くなったりするものだ。

習慣3

「わかってくれる」と思わない

「100％わかりあえる」は幻想。
「わかってくれない!!」という
理不尽な怒りにさよならする

欧米で精神分析が流行る理由

■誰かに本音を聞いてほしい

２００９年1月20日、第44代大統領、バラク・オバマ氏の就任式が行われた。米国史上初の黒人大統領が誕生した瞬間だった。連邦議会議事堂前は、歴史的瞬間に臨もうと、世界中から集まった大観衆でものすごい騒ぎになっていた。が、オバマ氏が就任演説を始めたとたん、突然その場は静寂に包まれた。呼吸も止まったかのような静けさの中で、オバマ氏の力強い言葉が流れた。

「……今日から私たちは立ち上がり、埃《ほこり》を払い、そして、アメリカをまた創り直すという仕事を始めなければならないのです……」

その選挙では当初、大統領選で圧倒的に有利とされていたのは、ヒラリー・クリントン女史だった。知名度、人脈、そして、他の追随を許さない集金力。誰もがクリントン女史のひとり勝ちだと思っていたのだが、オバマ氏は演説を行う度に支持者を増やし、ついにクリントン女史は自ら敗北宣言をした。

これほどに人々の心を動かしたのは、オバマ氏の言葉の力だった。時にやさしく囁《ささや》いたかと思えば、突然、大きな声で力強くみんなを扇動する。俳優だったレーガン元大統領以上の演技力。さらに、次々とあふれ出るキャッチーな言葉が、再生を迫られる人々の心をわしづかみにした。

「CHANGE！（変革）」

「Yes, we can.（きっと私たちはできる）」

「Let's keep that promise – that American promise.（米国の約束を実現しよう）」

などなど。オバマ氏の言葉には、自分のためのでなく、人々のために大統領として政治を行う、だから一緒にやろう！　というメッセージが一貫している。そして、「完璧な大統領にはなれないが、国民に正直であることを約束する」と、宣言した。その言葉は建前でなく本音だと、多くの人の心を魅了した。

イエス・ノーをはっきり言う国民性だと思われているが、**実は欧米には、本音を言**

えない文化が根づいている。

特に、地位の高い人ほどそれが強い。公の席はもちろんだが、プライベートなパーティーでも、建前でしか話ができない。冗談にでも、たとえば女性蔑視的な発言をしたり、肌の色に関して何か言ったりしようものなら、たちまち地位を失ってしまう。親しい仲間だけの集まりだとしても、発言にはかなり神経を使う。

日本の場合、無礼講という文化がある。

社員旅行などなら、「夜の宴会は酒の席だから無礼講で」ということになる。だからといって、社長や上司の悪口を本人に向かって言ったらたいへんなことになるが、そこはちゃんと、2次会がある。日頃うっぷんがたまっている仲間だけで集まって、とことん、上司の悪口を言い、うさがはらせる。同じようなポジションの仲間や、親しい友人と、本音で語り合う機会は多いのだ。

■心のホームドクターを持つのが一般的なアメリカ

本音を言えない、誰かに話を聞いてもらいたい……。そういう欲求が強いから、欧米では精神科の医師をホームドクターに持つ人が多い。

日本では、これだけ「うつ」が問題になっていても、まだまだ、精神科や神経科にかかることに抵抗を感じる人が多いし、カウンセリング治療への理解も低い。でも、欧米では、風邪をひいて内科にかかるのと同じくらい、精神科にかかったり、スポーツクラブに行くような感覚で定期的に精神分析に通ったりする。夫婦や親子の間の問題も、一緒に精神科医のもとを訪れ、解決を図るのも、ごく当たり前のことだ。

印象深く記憶に残っているのは、故・ダイアナ元皇太子妃が精神分析医のオフィスを訪ねる際の映像だ。ニュースで繰り返し報道されていたが、すでにかなり精神的に追いこまれていたにもかかわらず、パパラッチが執拗《しつよう》に追いかけ、周囲にいた一般の人が異口同音に、「(精神分析にかかるときくらい)放っておいてやれよ」と、パパラッチを非難していた。

話が脇道にそれてしまったが、要するに、欧米では、悩みがあれば気軽に精神科に通ったり、カウンセラーのもとを定期的に訪れて心理療法を受けたりする。風邪をひいたら早めに風邪薬を飲むのと同じ感覚で、悩みごとがあったら、専門家の指示を仰ぐ。

もちろん、専門医に治してもらうのが目的だが、たいていの場合、話を聞いてもらうだけで症状は軽くなる。なぜなら、**本音で語る場所がほとんどない**から。夫婦間に問題が持ち上がっても、2人で話して解決できない場合が多い。余計なことを言うと、欧米では離婚の際の慰謝料がかなり高額になるなど、夫婦間でも100パーセント気を許せない、本音で語れない部分がある。しかし、専門医の精神分析を受けるという状況であれば、それぞれの本音を言える。

本音を聞いてもらえたことで、心は解きほぐされるのだ。

また、具体的な言葉にしたことにより、自分自身で問題の原因を見つけたり、具現化したりすることができるのだ。

「わかってくれる」という幻想を捨てる

■『バカの壁』が教えてくれること

心の問題の大家として尊敬するひとりに、養老孟司《ようろうたけし》先生がいる。

専門の解剖学や、脳科学を盛りこんだ興味深い本をたくさん書かれていらっしゃる（もちろん本業は解剖学者だが、彼の視点がきわめてまっとうな心理学であり、認知科学なのである）。

『バカの壁』は、400万部を超えるミリオンセラーになった。単純に、誰にも貸さず買った本人だけと仮定しても、国民の30人に1人は読んでいるという計算になる。『バカの壁』というインパクトの強いタイトルは会話の中でもひんぱんに使われ、当然、その年の流行語大賞にも選ばれた。

この本を書店で見つけたとき、帯に大きく書かれた「『話せばわかる』なんて大うそ！」という言葉に衝撃を受け、すぐに買った。そうそう、そのとおり。話せばわかるなんて、万人が描く幻想だ、と、かねてから私も考えていた。

読んでみると、さらに納得した。『バカの壁』は、人間の認知構造の欠陥をみごとについた名著だと、私は高く評価している。要するに、人間関係にはさまざまな壁が存在し、お互いの間に立ちはだかっているから、よほどのことがない限り、共通理解というのは難しい。そのことを、養老先生は、理路整然とやさしくわかりやすく説明してくれている。一読すれば、人間の理解の構造が明白になる。

そこでもし、『理解の構造』というタイトルだったら、難しそうに感じて、手に取る人がこれほどはいなかっただろう。専門家でなくても、何だろうと興味を抱く、『バカの壁』というタイトルが、ミリオンセラーに一役買ったと思う。

■「京都人のお茶漬け」は本当か？

言葉にしなくても気持ちが伝わる、相手が察してくれる、という思いは日本の美学のように考えられているけれど、実は幻想だ。そんなことはないと思ったほうがいい。

同じ日本人でも、京都の人は、建前が多いと言われる。たとえば食事に誘って、

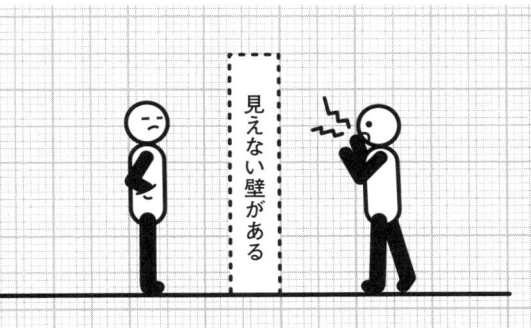

相手が自分を100％理解してくれている
と思うのは「幻想」である

「おおきに〜」と答えたからといって、OKとは限らない。

実は、「おおきに〜（でも、予定があるので行けません）」「おおきに〜（でも、あなたのことが嫌いだから、行きたくないわ）」なのだが、はっきり断るのは失礼だという文化が根づいているために、言葉を濁《にご》してやんわりと断るのが習慣になっているのだ。

しかし、実はこんな話も巷《ちまた》に流布されているだけで、本当なのかもわからない。こういう話を流している人も京都人がわかっているという幻想にとらわれているのかもしれない。

京都人にも個人差はある。少なくと

も、言葉で相手がわかるというのは幻想だ、というのは確かなようだ。

■相手には、わからなくて当たり前

人と人の間には厳然とした壁があるのに、なかなかそれに気がつかない。気がついたとしても、認めようとしない。自分の気持ちを察してくれたり、どうしたいのか見通してくれたり。そんなことは無理に決まっている。でも、幻想だとわかっても、やはりどこかで、期待してしまうのだ。

これは、他人における関係だけじゃない。血のつながった親子や兄弟、長年連れ添った夫婦だとしても、**相手が自分を100パーセント理解してくれていると思うのは幻想**だし、気持ちだってわからない。

あなた自身だって、はたしてどれくらい、相手の気持ちを察することができているだろうか。たぶん、自分で思っているのの1割もできていないだろう。親子だろうが夫婦だろうが他人だろうが、百人百様。顔や体型が違うように、考え方もさまざまだ。

ただし、見ず知らずの他人よりは、付き合いのある人のほうが、少しは心のうちを察することができる。機嫌がいいとき、悪いときはこんな態度を取る、とか、すぐに落ちこむ、とか、それまでの経験で推測できるからだ。そこで、つい甘えが出る。

たとえば、長年連れ添った夫婦の場合。

疲れて帰ってきた夫が、その日、会社で上司からひどく怒られていたとしよう。それも、自分に落ち度があったのではなく、部下のミスによるものだ。当然、機嫌は悪い。イライラして、つい妻にあたる。すると、わけがわからずに怒られた妻も、爆発する。大喧嘩に発展し、それぞれのイライラは頂点に達してしまう。

どこの家でも起こりそうな夫婦喧嘩だが、そもそもは、夫が悪い。

自分が疲れていたりいやな思いをしたりしたときは、それを察して、癒してくれるのが妻の役割だ、と思うのは大間違いだ。妻は千里眼や超能力者ではない。きちんと言葉で説明しなければ、知る由《よし》もないだろう。

一方の妻にも、落ち度がある。

何があったかはわからないまでも、夫の態度がいつもと違うなら、その理由を聞いてみればいい。八つ当たりされて頭にくる前に、どうしてなのかをはっきりさせようと努力したって、損はないはずだ。

でも、**これはあくまで理想。実際は無理**だ。だから、最初から、期待しないほうがいい。

『バカの壁』が見事に伝えてくれたように、立ちはだかった壁は、強固だ。それを壊そうとしたり、壊せると勘違いしたりするから、怒りが生じる。

話が通じなくて当然、相手の心のうちを推測できないのは当たり前、相手が自分を理解できなくて当然――。

そうわりきれば、ずっとラクになる。

壁の存在を常に意識したほうが、人間関係もうまくいくのだ。

甘えの構造

■「相手の気持ち」を察してみる

人と人の間には壊すことのできない壁がある。だから、他人の心の中などわからないし、こちらが何を考えているか他人は察してくれようとはしない。

しかし、これを反対の面から考えれば、まったく逆になる。

自分がどうしたいのか他人は察してくれない、だから、仮に察してくれたら、ものすごくうれしいし、その人はいい人だと高く評価する。

たとえば、猛暑の中、長時間、太陽にさらされて歩き続け、喉《のど》がカラカラに乾いた状態だったとしよう。そのとき、何も言わなくてもすっと冷たい水を出してくれて、「暑いでしょう。お水でもどうぞ」とやさしく声をかけてもらったら、どんな気分になるだろう。永遠に続く砂漠でオアシスを見つけた、あるいは、地獄で仏にあった気分だろうか。

日本では、意外とこういった気配りを受けることが多い。欧米なら、「喉が渇いているので、水を1杯飲ませてください」と、具体的に要望を口に出して言わないと、水1杯のもてなしもしてもらえないケースが多々ある。

でも、日本では、意外と当たり前だ。知り合いならもちろん、まったく見ず知らずの托鉢《たくはつ》にでも、飲み物や食べ物を与える。でも、それに慣れっこになっているから、少しは感謝しても、ものすごくいい人だとまでは思わないかもしれない。でも、そういった習慣のない欧米人は、ものすごく感激する。だから、日本人はやさしい、とか、日本を旅行したときに親切にしてくれたのに感動した、といわれる。

日本は、甘えの文化もまた、根づいているからだ。しかし、欧米人も甘えを満たしてもらうとうれしいもので、実はこの願望は万国共通のものなのだ。

■甘えという特権

「お役所に蔓延《まんえん》する甘えの構造」とか、「七光り政治家に見る甘えの構造」とか、得てして悪く使われがちな、「甘えの構造」という言葉。

これは、40年以上前に日本で出版され、さらに海外でも翻訳されて高い評価を得て、今も売れ続けている本のタイトルだ。著者は、東京大学名誉教授で、精神科医、精神分析学者であった、土居健郎《どいたけお》先生。海外では、甘えや義理人情など、日本人特有の感情や文化がわかるという評価のされ方もあるが、土居先生がこの本で書かれているのは、徹底して人に甘えられない人の病理だ。

「甘え」とは、他人の好意をあてにすることのできる能力である。

ところが、この能力が欠落している人がいる。そういう人は、最初から他人の好意を否定しているから、誰にも甘えられず、また、甘えようともせず、すねたり、ふてくされたり、ひねくれた考え方をしたり、ひがんだりし続ける。

この違いを、わかりやすく説明しよう。

会社の宴会で、お酒を飲んでいるとしよう。グラスが空になっているのに、誰もビールをついでくれようとはしない。みんな、したたかに酔っぱらい、はしゃいだり歌ったり、人のことなど目に入らない。そのとき、甘える能力のある人は、

「そのうち誰かが気づいて、ビールをつぎに来てくれるだろう」

と考え、じっと待っている。

[甘えられる人と、甘えられない人の心理の差]

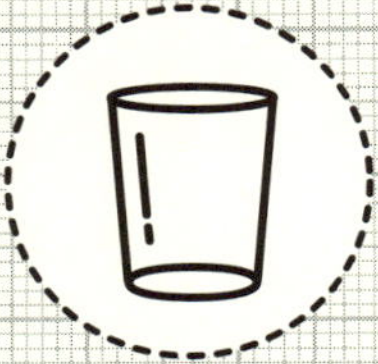

甘えられる人

そのうち誰かが
気づいて
ビールを
つぎにきてくれる。

「空になったビール」は
「空になったビール」で
おしまい

甘えられない人

どうせ自分はみんなに
嫌われているから
ビールを
ついでもらえない。

「空になったビール」が
悩み＝ストレス に
つながっている

ところが、甘えられない人、つまり、**他人の好意を否認している人は、ひねくれた考え方をする。**

たとえば、「どうせ自分はみんなに嫌われているから、ビールをついでもらえないんだ」「誰も自分になど関心がないから、グラスが空になっても気づかれないんだ」などとすねる。そして、手酌で飲み始める。

このとき、だれかがそれに気づいたらどうするだろう。手酌している彼のもとに慌てて寄ってきて、「すまん、すまん、気がつかなかった」と、ビールをついでくれる人が多いのではないだろうか。

本当は謝る必要なんかないのに、謝る。なぜなら、日本の場合は、グラスが空になったら、頼まれなくても、周囲の人がそれに気がついてついであげるのが習慣になっているから。

つまり、根本的に、甘えていい、人の好意を期待していい、という、「甘えの特権」が根づいているのだ。

甘えられない人は「期待」できない

■甘えを左右する、ベーシックトラスト

甘えられる人と甘えられない人、他人の好意を期待する人と否定する人、この差はどこで生じるのであろうか。

これは、心理学用語でいうところの、**ベーシックトラスト**があるかどうかによる。

人間のパーソナリティが形成されていくプロセスで、いくつかの段階がある。その初期で、乳児期に満たされるべき欲求がきちんと満たされているかどうか。確実に満たされた人は、基本的な安心感を得る。それを、ベーシックトラストという。

前項で紹介した「空になったグラス」を持つ人の場合では、誰かがつぎにきてくれるだろうと期待できるのは、ベーシックトラストがある人だ。

乳児期、お腹がすいたら、必ずお母さんがおっぱいをくれた。だから、期待してた

だ待っていればいいと考える。

ところが、ベーシックトラストがないと、誰も何もしてくれないと思う。期待もしないし、甘えることができない。

だから自分でつぐ。

さらに、イライラして怒る。これは、赤ん坊がギャーギャー泣いているのと、同じ状態なのだ。

乳児期、親に愛されなかったり、あまり手間をかけてもらえずに育ったりした人は、こういう反応を示す。待っていてもおっぱいはもらえないかもしれない、絶対にもらえないに違いない、そう思う。だから危機感を感じ、心配になって騒ぎ立てるのだ。

お母さんは絶対におっぱいをくれると信じて甘えている子どもは、ただ待っているだけ。泣いたりはしないのだ。

■ちょっとだけ「甘え」てみる、信じてみる

ベーシックトラストがない人は、他人を信じず期待もせず、誰にも甘えずに生きて

いく。それは、つらいことだ。

だから、あえて私は、**人に甘えなさい、他人に期待しなさい**、と言いたい。

人間の間には壁がある、とか、人が察してくれないのは当たり前、心の中は見えない、とさんざん言ってきたのと矛盾しているようだがやはり、**甘えたり期待できたりするほうが、生きていくにはラク**だ。人は自分のことを完全にはわかってくれないし、完全な味方になることはないが、ある程度はわかってくれる。それは日本に甘えの文化があるからだ。

ここを理解しないと、マイナス思考に陥りやすく、不愉快な感情に支配されがちになる。だから、周囲との軋轢《あつれき》が多くなってしまうのだ。

もしあなたが、自分はそういうタイプだなと感じたら、今日から少しだけ、自分を変えてみるのがいい。

周囲の人に、少しだけ甘えてみる。パートナーでもいいし、友人、同僚でもいい。甘え過ぎたらよけいに悪くなるから、ほんのちょっぴりだけ。同じように、他人を信じて期待してみる。これも限度を踏まえて、ほどほどに。仮に期待どおりにならなかったとしても、がっかりしないくらいのほどよさで、期待する。

こんなふうに、自己改革をしていくと、「悩みグセ」はいつしかなくなっていく。期待できる、甘えられる自分になっていくだろう。

もう1つ、**ほどよい自己愛を持つように**と、私はよくアドバイスする。

謙譲が美徳とされる日本では、必要以上に自分を卑下するケースが多い。それが塵《ちり》となり芥《あくた》となって、心にたまってしまうのである。

だから、少し自分をほめてあげる。自分のいいところを見つけて、自信を与えてあげる。そして、自分に愛情をかけてあげる。自分はすばらしい能力を持っていて誰よりも正しい、というような過剰な思いこみは逆効果だが、ほどほどに自信がある人は、魅力的に見えるものだ。

心に余裕があると人は悩まない

■血液型で人間を分類できるのか

かつて『B型自分の説明書』という血液型のマニュアル本がベストセラーになり、累計500万部を突破した。

続々と類書も発行され、携帯ゲームまで出たようだ。「変だ」と言われるとなんだかうれしい、自分ルールがある、地味で面倒な作業を楽しめる、などがB型の特徴なのだそうだ。

血液型によって性格を分析したり、将来を占ったり。結構人気があるようだが、これは日本特有のものだ。なぜなら、海外では、ほとんどがA型という国もあるのだから。

はたして血液型で人間を分類できるのか否か。

それは各自の判断でよいのだが、血液型によって違うかどうか、血液型占いを信じるかどうかで、考え方はまったく異なる。血液型占いを信じる人とそうでない人では、まったく話がかみ合わない。それについて話し合おうとすると、言い争いになりかねない。

これは、血液型に限ったことではない。たとえば、コレステロールが低いほど健康だと力説する人には、少しコレステロールが高めの人のほうが健康長寿が多いというデータを教えても、真っ向から否定する。また、地球温暖化の原因はCO_2だと多くの人が決めつけているが、実はそれは立証されていない。でも、どんなに説明しても、CO_2だと言い張る。

このように、**最初から自分で決めつけてしまうと、人とは理解し合うことはできない。**

自分の殻に閉じこもるか、同じ考えの人たちだけで生きていくしかなくなる。これでは人間関係も広がらないし、自分自身も伸びていかない。さらに、意固地になることで、心にストレスがたまってしまう。

決めつけは取りはらう、そうすれば、逆に心がラクになるものだ。

■信頼関係の基本は「共感」

アメリカの精神分析学界ではハインツ・コフートという精神分析学者が人気を集めている。私もずっと勉強し続け、支持している。

コフートは自己心理学という学派を生みだしたが、私がもっとも魅《ひ》かれる部分は、人の気持ちをわかってあげる、共感してあげる、という点を重視していることだ。

フロイトはこの考え方とは正反対といっていい。

彼は相手の「無意識」の世界を解明することに重点を置いた。この「無意識」というのは本人がまったく気づいていない世界で、夢でさえ、無意識よりは意識に近いレベルと考えられた。要するに心の奥にしまいこんだもので、分析家しかわからないが、そこを分析家がみつけて患者にわからせるのが大切と考えた。

たとえば、ちょっとした言動を深読みして、そこには無意識の母親に対する怒りがある、とか、エディプス葛藤《かっとう》のあらわれだとか、分析家が解釈する。でも、証明できない無意識の部分を勝手に分析されても、本人はぴんとこないし、むしろ指摘されると、いやな気分になる人が多い。結局、自分の気持ちを察してはもらえた気分にはなれない、

[コフートとフロイトの差とは何か]

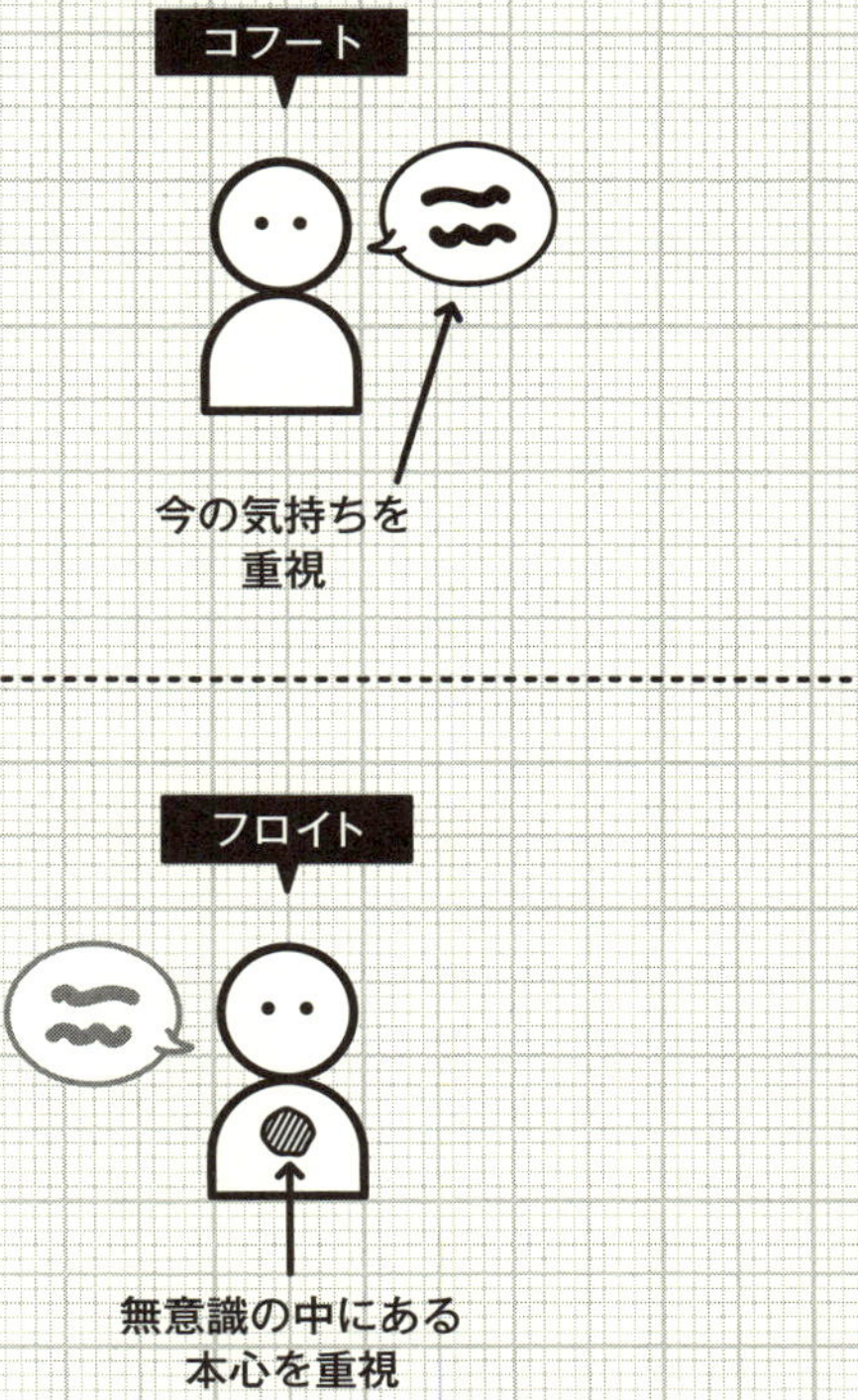

無意識のせいにされてきめつけられている、自分を理解してくれる人なんかいない、心理学や精神分析の専門家といったって、結局こういうものか、と否定的になる。

ところが、「無意識なんてどうだっていい」、「あなたの今の気持ちが大切だ」、「その気持ちがよくわかる」と言われたら、どうだろう。

自分に共感してくれる人は、最大の理解者なのだ。信頼できるから、さらに頼りたいと思うし、もっといろんな話を聞いてほしいと話し出す。人間、やはり認められることはうれしいからだ。人間関係がうまくいかないと思ったら、まずは、**相手に共感してあげることから始める**といい。

また、理不尽な怒りに包まれたら、こんなふうにしてみたらどうだろう。

まず、お互いの間には壁がある、相手は自分の気持ちを察してはくれないだろう、という大前提をおく。そのうえで、「**でも自分は、相手に共感してあげよう**」と考えてみる。そして実際に、相手の気持ちになってみる。

すると、す〜っと、お互いの間の壁が低くなる。ふと相手の気持ちが今までと違って見えてきたり、相手の考えが理解できる気分を感じられる。全部が全部でなくてもいい。10回に1回でもこんな体験ができたら、すばらしい人間関係が広がっていくだろう。

習慣4

嫌わない

感情のコントロールが上手な人、
下手な人の特徴

感情に支配される私たち

■人間は感情によって〝認知構造〟が変わる

感情に振り回されるときほど、人は大きな失敗をする。

感情的になって本質を見失ってしまい、正常な判断ができなくなってしまうからだ。

また、落ちこんでいるときは、すべてのことを悪いほうに考えてしまい、前向きに何かに取り組むことができなくなる。

なぜなら、人間は感情によって認知構造、つまり、考え方や物事に対する判断が変わってしまう。これこそ、悩みグセがついてしまう原因の一つ。マイナス思考になってしまうと、どんどん心にストレスというゴミがたまったような状態になってしまう。

認知構造が感情に左右されることに関して、心理学や精神医学でもっとも問題となるのは、「**うつ病**」だ。

病気までいかなくても、うつの感情に支配されてしまうと、すべて悲観的な認知になる。その認知や思考パターンに言動も引きずられる。

たとえば、朝出勤したら、会議室に来るようにと部長からの伝言があるとする。

「なんだろう?」

とすぐに行くのが普通だ。ところが、落ちこんでいる人や、うつ状態に陥っていると、素直に受け止められない。

「何か失敗したに違いない」「部長はカンカンに怒っているのではないか」「きっと、クビを宣告されるんだろう」「もうだめだ、リストラされる」「自分にはもう将来がない」と、思考の悪循環が起こり、ついには生きていてもしょうがないとさえ思ってしまう。辞表くらいは用意することはままある話だ。

こんなとき、私たち専門家がなすべきことは、いかに認知の悪循環にストップをかけるかだ。

躁状態の人なら、部長のメモを見て、「直々に呼ばれるとは、きっと昇進の話だな」とか「給料を上げてくれるんじゃないか」など、いいほうにしか考えない。落ちこんで認知の悪循環に陥っているところから、ここまで気分を上げるのはまず無理だが、せめて、「単なる打ち合せの可能性もある」「部長のもとへ行ってみないとわからない」と思えるくらいの平常心へと導いていく。そうやって**悪循環を停止させてから、心をほぐしていく**のである。

うつに陥りやすい人は、こういった悪循環を起こしやすい。そしてそういうときに限って、大きな失敗をしてしまうのだ。いざというときに備えて、通常から何か対策を講じておく必要がある。

■感情コントロールがうまい人の共通点

では何をすればいいか。有効な策はあるのだろうか。

感情に振り回されたり、悪の循環に陥ったりしたとき、それを止めることができるのは、別の認知だ。悪いほうにしか考えられず、冷静に何かを見ることができなくなってしまったとき、ふっと、なんでもいいから、別の見方をしたり、別の可能性を考えてみる。

もちろん、それは簡単にはできない。

普段なら、いろいろなくだらないことが考えられるのに、たとえば、うつのときはそれができない。だから、感情に振り回されて失敗したり、悲観的な考えが、うつ状態を余計に悪くして、どんどん気持ちは暗く沈んでいく。

しかし、**日頃からさまざまな認知パターンを持つように心がけておく**と、悪循環から抜け出しやすくなる。

それにはまず、さまざまな状況による**自分の思考のパターンを知っておく**ことだ。

そして、そういうときはどんな行動をする、どんなふうに考えるかを、ちょっとシミュレーションしてみる。そのうえで、こんな考え方もある、まったく別の考え方をすると結果が変わってくる、こういう行動をすればまた違う展開になる、と、さまざまなパターンを考えて、実際にそれをやってみておく。日頃の何気ない練習が、いざというときに役に立つものである。

また、心のゴミがいっぱいになってそろそろ危ないなという危険信号をすばやくキャッチすることも、感情をコントロールし、認知の悪循環を避けるのに効果的だ。

落ちこんできそうなときや、うつになりかけているとき、どういう行動や考え方をするか、それぞれ自分について見極めておくといいが、一般的に危険な状態をご紹介しておこう。

それは、**ほめ言葉を素直に受け止められなくなったとき**だ。

たとえば、「今日はとてもきれいですね」と言われても、「ふん、見え透いたお世辞だ！」と、あるいは、「さすがに頭がいいですね」と言われたのに、「バカにしているんだ！」と考えてしまう。本来なら、人が自分をほめてくれると、うれしいはずである。自分が認められたのだから、自己愛が満たされて明るく幸せな感情に包まれ、素直に喜ぶ。そして、ほめてくれた相手にも、いい感情を抱く。

ところが、それを曲解してしまうというのは、どこか**心の中にねじれが生じている**ということだ。

つまり、**心が疲れている**。

無意識のうちに自分で、認知の悪循環が起こりかけているサインを出しているのだ。できるだけ早く気がついて、心を癒してあげることが必要だ。ほめ言葉が皮肉に聞こえたり、相手の言葉にこめられた本心を見抜くことができると妙な自信を持っていたりしたら、そろそろ危ない。早めの心のお掃除でストレスを拭き取ってあげよう。

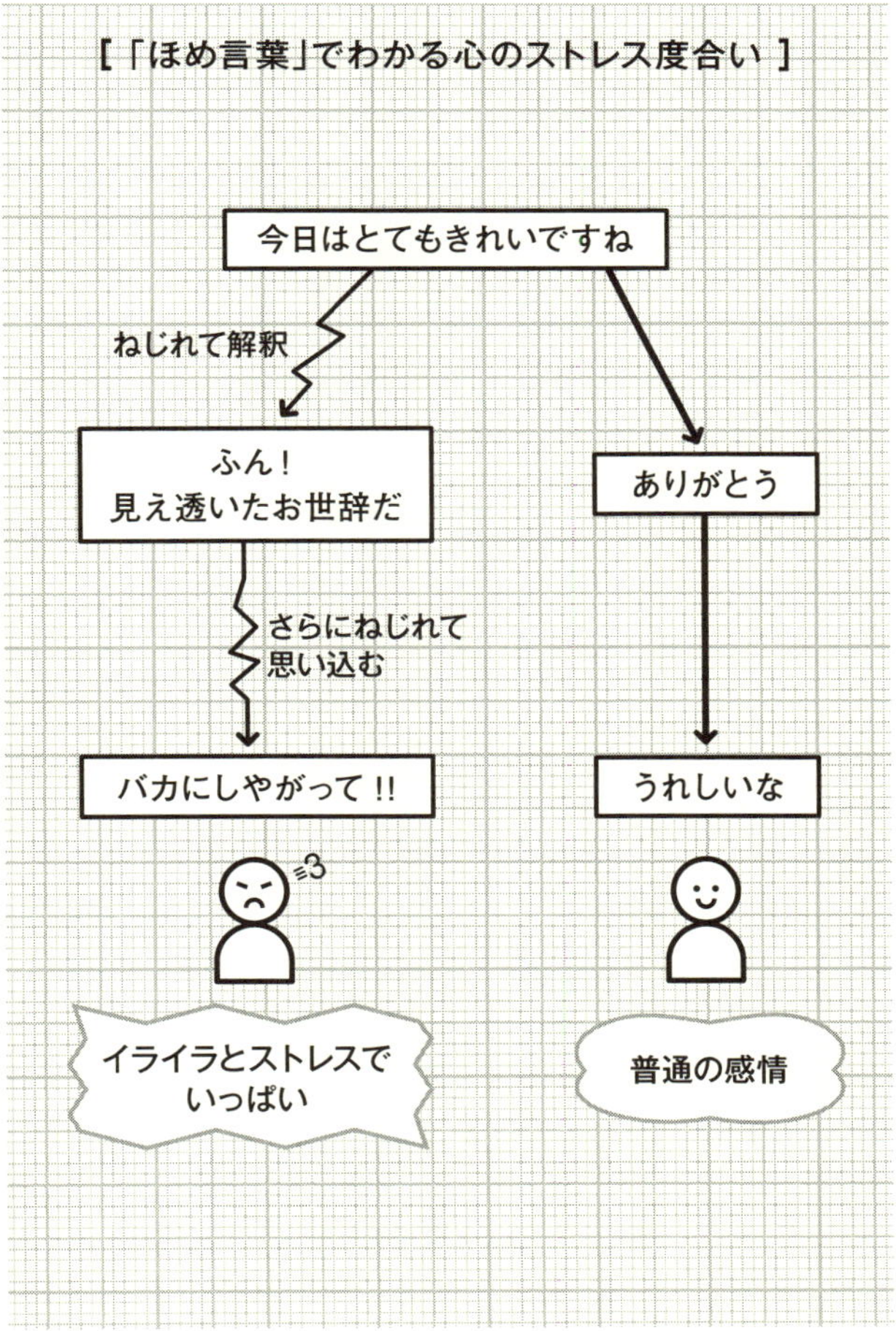
[「ほめ言葉」でわかる心のストレス度合い]
今日はとてもきれいですね
ねじれて解釈
ふん！
見え透いたお世辞だ
さらにねじれて
思い込む
バカにしやがって !!
イライラとストレスで
いっぱい
ありがとう
うれしいな
普通の感情

「嫌いな人」の短所はよく見える

■好きな人は長所がいっぱいあるのに、なぜ？

自分の周囲を見まわしてみて、いい人と悪い人がいると感じたことがないだろうか。人に親切だ、仕事ができる、弱い人にやさしくさりげなく手を貸す、学歴が高いのにひけらかさない、気品があるなど、いい人には長所がたくさんある。

ところが、悪い人は、短所だらけなのだ。

いつも意地悪で、仕事もできないのに、自分の自慢話ばかりする、弱い者はすぐにいじめる。

なぜこれほど極端に違うのだろう。

いい人とは、あなたの好きな人。嫌いな人のことは、すべて悪者にしてしまう。実はこれ、人の素直な習性である。

好き嫌いという感情は、人間のものの見方に多大なる影響を与える。というより、基本的には感情ですべてを判断してしまうのが、本来の姿なのだ。ただ、さまざまな知恵やそれまでの経験で、少しは自分に歯止めをかけているのである。

好きな人、嫌いな人では、それが如実に出る。なぜなら、好きだと、その人の長所ばかり見てしまうし、逆に、嫌いな人はアラばかりが目立って、1つもいいところは見えないからだ。

だから、あなたにとっていい人が、別の人から見れば、短所だらけの悪い人ということもある。悪い人だと判断した短所だらけの人も、あなた以外の全員が、とてもいい人だと評価を下したとしても、決して不思議なことではない。

相性もあるし、人に対して好き嫌いが起こるのも、仕方がない。でも、それに振り回されて相手を評価するのは、やめたほうがいい。

なぜなら、間違った判断に陥りやすいからだ。

好きな人が言っていることは何でも正しく感じるのに、嫌いな人はうそばかり言っているように感じる。それがエスカレートしていくと、好きな人が黒を白と言えば、白に見えかねない。

そうならないためにも、最初から人を好き嫌いで判断しないほうがいい。

最初に嫌いなタイプだなと感じたら、「でも、必ずどこかにいいところがあるはずだ、それを探してみよう」と考えてみる。こういう気持ちでその人を観察すると、1つや2つ、すぐにいい面が見つかる。

それを発見したら、そのいいところがいかに周囲の人の役に立っているか、人を幸せにしているかを考えてみる。そうやっていくと、徐々にその人のいい面があれこれ見えてくる。すると、あなたのまわりの人がみんないい人になっていくかもしれない。結果的にあなたはいい人に囲まれて、幸せになれるのである。

■恋愛以外の人間関係は、たいていが相思相愛

好き嫌いという感情は誰もが持っている。だったら、それに振り回されるより、上手に利用していけばいい。

それにはまず、人を好きになることだ。自分を好いてくれる人に対して、悪印象を抱く人は少ない。もしその気持ちを曲解するようであれば、すでに紹介した、心が疲れた状態にあるのだろう。

自分を好きだと思っている人は、やさしく声をかけてくれるし、いろいろと面倒を見てくれる。だから自分からも、積極的に話しかけるし、親切にしてあげたいと思う。

こんなふうに、好き、快く思う、という感情から、人間関係は育っていく。

ただし、恋愛感情だけは別だ。

誰もが好かれて悪い気はしないだろうが、人として好きになることと、恋愛感情は別だ。「こんなに愛しているのだから、最初は嫌っていても、積極的にアタックすれば、相手も深く愛してくれるに違いない」なんて妄想は抱かないこと。こと恋愛に関しては、拒絶されているのにしつこくすると、よけいに嫌われてしまう。

でも、人間関係では、好きという感情は、とてもいい働きをする。だから、人に好かれたいと思うなら、まず自分から人を好きになること。嫌われたくないなら、最初から嫌いという感情で人を判断しないことだ。少なくともそれを言動に表さないことだ。

そうはいっても、どうしてもこの人だけは苦手だ、虫がすかない、というケースもある。その場合は、自分自身に何か問題がないか問いかけてみるといい。

どうしても苦手な人をよくよく観察すると、**嫌いな人なのではなくて、実はとても関心がある人だった**という場合も少なくない。

たとえば、自分とタイプが似ている人。自分が密かに嫌な欠点だと思っているのと同じところがあると、見たくないものを見せつけられているような気分に陥り、その人が嫌いなのだと錯覚してしまう。それに気がつき、素直な気持ちになれれば、実は阿吽《あうん》の呼吸で付き合えて親友になれる人かもしれない。

もちろん、反対の場合もある。相性がどうしても合わなければ、それはしょうがない。

また、無意識のうちにお互いをくらべて、相手に嫉妬している場合もある。自分よりきれいだったり、自分が欲しいものをすべて持っていたり。知らずしらずのうちに嫉妬心が高まって、相手をうらむ。そして嫌いになってしまうのだ。

告白しようと思っていた相手がその人のことを愛していたり、その人がトップを取ってしまうから、いつも自分は2番手になってしまったり。そういうケースでも、相手が気になるほど、嫌いになっていく。

要するに、苦手な人、嫌いな人、虫がすかない人というのは、**相手でなく自分の側**

「嫌い」の原因は、相手ではなく自分にあることが多い

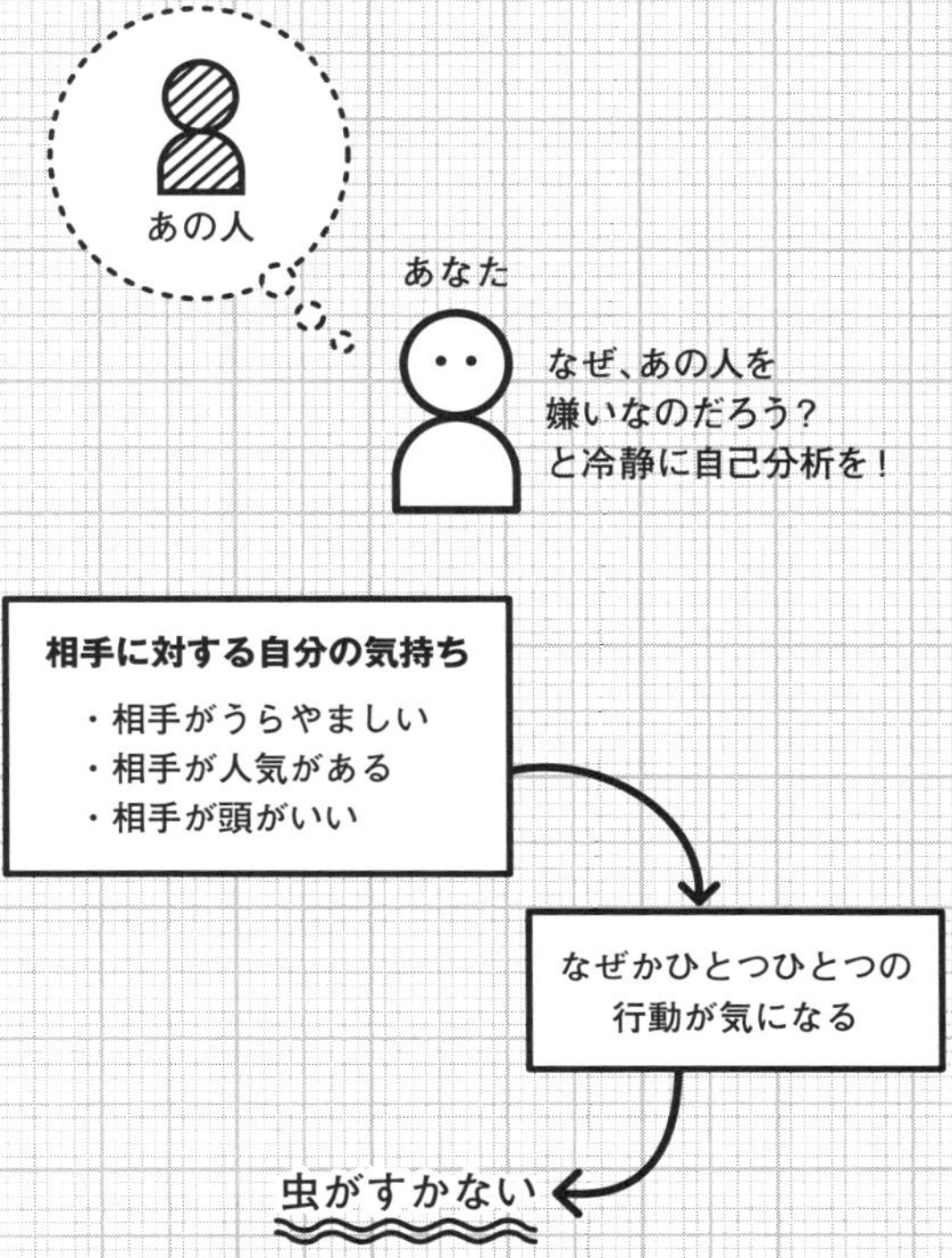
あの人
あなた
なぜ、あの人を
嫌いなのだろう？
と冷静に自己分析を！
相手に対する自分の気持ち
・相手がうらやましい
・相手が人気がある
・相手が頭がいい
なぜかひとつひとつの
行動が気になる
虫がすかない

に原因がある場合が多い。

感情に振り回されそうになったら、「なぜこんなにいやだと思うのだろう?」と、自分に問いかけてみてはいかがだろう。

案外、最初の出会いでちょっと気分を害することがあったとか、こちらがあいさつしたのに気がつかなかった、なんてどうでもいいことが原因かもしれない。なんとなくでも嫌いな原因が見えてくると、気持ちがすっきりして、感情のコントロールも修正できるようになるのだ。

注意したいのは、最近急に、自分の周囲にいやな人が増えてきた場合。

精神的に疲れているとき、イライラや不快感を、周囲の人間のせいにしたくなる。すると、どんどんいやな人が増えてくる。そういうときは、実は、自分自身が1番「いやな人」になりかけている。素直に反省して現在の自分の心を見つめなおせば、周囲のいやな人はたちまち消えてしまう。そしてあとには、いい人、好きな人がいかにたくさんいるかがわかるだろう。

用心深い人ほどだまされやすい

■疑い深い人はだまされないか？

好感を抱けば、たいていい相手もいい感情を持ってくれる。好いてくれる人を、嫌う人はめったにいない。

では、なぜ人は、自分を信用してくれる人をだましたりするのだろう。突拍子もない話と思うかもしれないが、人間心理や人間関係を考えるうえで、実に興味深いのだ。

新手の振り込め詐欺や、昔から繰り返されてきた結婚詐欺など、世の中には人をだまそうとする悪者がいっぱいいる。だから、子どものころから「人を見たら泥棒と思え」なんて訓示を与えられたりする。

ところが、実はこれがまったく役に立ってはいないのだ。心理学の研究で実験したところ、**人間は基本的には正直ものだと考える人や、人のことを信頼できる人ほど、**

他人の行動予想が正しくできるという結果が出た。つまり、そういう人のほうが相手のうそも見抜けるから、だまされる確率が少ないというわけだ。

その一方、人を見れば泥棒だと思い、「自分をだますつもりかもしれない」と最初から他人を疑ってかかる人ほど、相手のうそを信じ込み、だまされてしまう。

なぜなのだろう。

他人を信頼できる人ほど、他人の行動予測ができ、他人を信頼できない人ほど、行動予測ができない。間違った行動予測をする。その理由は、一般的に人を信頼できると考えている人は、最初から、相手は信頼できる行動を取るだろうと思っている。だから、少しでも不審な点があると、敏感にキャッチできるのだ。

ところが、最初から他人を疑ってかかる人は、不審な行動をするのが当たり前だと思って、万全の警戒で対応する。だから、予想に反してやさしくされたり、親切な行動をされたりすると、びっくりする。

「他人は信用できないものだけれど、この人だけは特別だ」と、警戒心を解くのはこのためだ。しかも疑い深い人というのは、いったん警戒心を解いた相手には、逆に、何もかもすべてが信頼できるように思えてしまう。

結果、不審な行動を見逃し、だまされてしまうのだ。

■結婚詐欺でだまされる人

他人を信頼する人は、誰でも分け隔《へだ》てなく受け入れる。そういう点で、人を見る目が養われているという点もあるだろう。

結婚詐欺の被害者の多くが男女関係に潔癖で、警戒心が強く、たやすく人を受け入れないタイプなのが典型的だ。最初、近寄ってきた時点から、すでに相手を疑っている。自分にこんなにやさしくしてくれるのはおかしい、きっとだまそうとしているに違いない、と、強固なバリケードを張り巡らし、不信感いっぱいで相手に対応する。

ところが、相手はいっこうにだまそうとはしない。労力もいとわず、自分が損をしても人のためになろうとする。「あれ?」と思っているうちに、いつか、この人はめったにいない特別な人で、心底信頼できる人なのだと思いこんでしまう。

そうなると、もう、あばたもえくぼ。相手のことがすべて良く見えてしまう。あっという間にバリケードは解かれ、警戒心は厚い信頼へと変化している。そこで、愛を囁《ささや》かれ、お金を求められたら、疑いもせず言われるがままになってしまう。

ずっと人を疑い、人間関係を拒絶してきたから、人間を見抜く力も身についていなかったのだろう。

■信じて受け入れてみると見えてくる「もの」

1度でもだまされてしまうと、人を信じられなくなってしまいがちだ。誰かが寄ってくると、何か目的があるに違いないと疑う。でも、それでは人間関係は築けない。そのうえ、どんなに警戒心を強めても、疑い深い人がだまされやすいことには、変わりない。

疑ったり拒絶したりするよりも、まずは信じて受け入れてみたらどうだろう。同性でも異性でも、好意をもって誘ってくれるなら、付き合ってみればいい。そのうえで判断しても遅くない。案外いい人かもしれないし、共通の知り合いがいるかもしれない。仕事や趣味で思いがけない広がりやつながりが見出せたり、生涯を通じて親友として付き合えたり、ビジネスパートナーとして共に成功を得られるかもしれない。いい結果につながる可能性もいっぱいあるのだ。

疑うのは、何かあってからでいい。

たとえば、お金の貸し借りの話が出たり、性的な関係をしつこく誘ってきたり。そのとき、付き合いをやめるか、距離をおくか、判断すればいい。最初のハードルが高いほど、詐欺師はパワーを発揮する。その結果、高いハードルを超えたら、あとはずるずるとだまされてしまう。詐欺師というのは、実にこの駆け引きがうまいのだ。だから逆に、ハードルを低くして、一定の基準を満たす人なら受け入れて、付き合ってみる。それから判断しても損はないのだ。

ただし、ここで一点気をつけておきたいことがある。

それは、**いきなり近づきすぎない**こと。

知りあって短い人はもちろん、親しい人でも、程よく距離をおいて付き合ったほうが、人間関係はうまくいく。相手の心に深く入り込み過ぎると、知らないほうがいいことを知ってしまう。あるいは、相手がそっとしておいてほしいことに、うっかり触れてしまうこともある。全身を鋭い針に包まれたヤマアラシが、お互いに距離をとって行動するのと同じだ。

長く付き合いたいと思うなら、ほどほどの距離を置くこと。そのほうが、お互いの気持ちも客観的に見られ、感情のコントロールをうまくとれるだろう。

「好き」と思いこむことから始める

■人間関係が壊れる、たいていの理由

無二の親友だったふたりが、突然仲たがいをしてしまう。学生時代から数十年来の友人との関係が、急に悪くなる。

そういうことは、ままある。

一過性ですぐに仲直りができることも少なくないが、ちょっとしたけんかのつもりが、修復できずにそのまま顔を合わせなくなってしまうことも多い。

ちょっと機嫌が悪かったから、そんな些細なことから、大切な友人を失ってしまうこともあるのだ。イライラしているときに、友人が近寄ってくる。相手はそのイライラに気がつかず、いつもの調子で軽口を叩く。それに反発しても、気心の知れた相手だからと、冗談まじりにしつこくしてくる。その結果、イライラが爆発して、大きな

悪のエネルギーとなって相手に降りかかる。

突然の攻撃にびっくりするが、その頃には、もう一方のイライラもつのってきているから、攻撃し返す。結果、些細な感情の行き違いから、人間関係がこわれてしまう。

「間が悪い」とは、まさにそういったことだ。

お互いに大切な友人だと思っていても、ちょっとしたトラブルが、致命的な結果を招いてしまうこともある。それが、「嫌い」（これがほんの一時的なものであったとしても）という感情がもつ恐ろしいエネルギーなのだ。人間は常に冷静でいられる動物ではない。感情に左右される。理由もなくイライラするときもあるだろうし、失敗をして敗北感に包まれているときは、人を妬んでしまうこともある。

そうした**感情の起伏は、年齢を重ね、経験を積んでいけば、ある程度コントロールできる**ようになる。

しかし、時として爆発してしまうこともある。気が許せる親しい友人だからこそ、ちょっとした甘えからコントロール不可能になった感情を爆発させてしまうのかもしれないが、相手も応戦し、激しくぶつかりあって、取り返しのつかない状態になってしまうこともままあるのだ。

これほどに、感情の負のエネルギーは強い。

だから、どんなときでも、「嫌い」という感情は持ちこまない。**「嫌い」という言葉もご法度**だ。ぶつかりそうになったり、相手を嫌いになりそうだったら、少し距離を置く。気持ちが落ち着くまで、離れていたほうがいい。そして、相手のいい点を思い出してみるのだ。

また、ちょっとした言い争いでも、絶対に人をけなしたり、悪口を言ったりはしないように心がけたい。行きがかり上の言葉でも、いやな言葉は人の心に残る。**仲直りできても、次にぶつかったときに、そのいやな思い出がよみがえってくる。**何十年も連れ添った夫婦でも、必ず「禁句」がある。これだけは言ってはいけないという言葉。友人関係をはじめ、すべての人間関係において、悪口は禁句なのだ。ふだんの冗談では許されても、イライラしているときには絶対にダメだ。

■好きだから「許す」

円満な人間関係の基本となるのは、お互いを信頼し、思いやること。その根底に

［「嫌い」の感情をコントロールするために］

それでも「嫌い」になりそうになったら？

- 「嫌い」と言葉にしない
- 相手と少し距離をおく
- 相手のいい点を思い出す
- 繰り返すが、行きがかり上の言葉でも絶対に相手を「嫌い」と口にしない

は、相手に対する好感が流れている。**好感を抱いてくれる人を、たいていの人は好きになる。**お互いに好きだから、価値を認めるし、相手をより理解したいと思うようになる。

それで近づきすぎて失敗することもあるのだが、「好き」を理由に、容認する、忘れる、ということを習慣づければ、トラブルを回避することができる。

誰だって、完全ではない。欠点がない人間はいないし、時に感情をコントロールできずに負のエネルギーを発することもある。

でも、長い人間関係を築いていくのだから、こまかなことまでいちいち覚えて

いる必要はないし、多少のことは一過性のものだと許してあげればいい。

脳は、忘れるようにできている。

1度覚えたことを一生忘れなければ受験は楽だけれど、生きていくうえではつらすぎる。**悲しい思いや悔しい気持ちは、時間と共に薄らいでいく。**そうやって、人間は心のバランスを取り、メンタル面の健康を維持しているのだ。

多くの人と良好な人間関係を築いていきたいなら、まず、自分から好きになること。相手を認め、信じること。何かトラブルがあっても、許し、忘れること。そして何より、人を嫌ったり、けなしたりしない。それを実践していけば、すばらしいネットワークを築いていけるだろう。

一緒に喜んでくれる人間関係

■相手の成功を心から祝えるか

あなたの親友はいつから付き合いのある人だろう。

多くは、学生時代の仲間ではないか。社会人になってから最高の親友を見つけるということもあるだろうが、利害関係があると、なかなか難しい。その点、損得抜きに付き合える学生時代の仲間とは、友情を育てやすい。特に、同じ夢や目標に向かってがんばっているときほど、共感が得られる。良きライバルは、すばらしい仲間、親友へと発展していく。

ところが、ときにはそれが裏目に出る。受験で片方が合格し、もう一方が不合格だった場合だ。こういうときの人間関係は、とても難しい。不合格だったほうから連絡がくればいいけれど、合格したほうからは声をかけにくい。

「高校受験は失敗したけれど、がんばって次の大学受験では一緒に合格するよ」と気軽に言ってくれればいいけれど、すねたり妬んだりだと、そのまま疎遠になってしまうこともある。

こんなとき、**同情するのは簡単だが、それが相手の心を傷つけてしまう**こともある。

社会でも同じだ。円満な人間関係だった部署が、ひとりの抜擢を機に、とげとげしい関係になってしまうということは、企業でもままある。

抜擢された人が有頂天になったり自慢したりするからではない。**その他の人の心に、嫉妬や妬みが渦巻くから**だ。

失敗はまたやり直せる、もしも自分がこういう立場に置かれたら、望んだ学校に入れた人や、出世した人に、心からの喜びを伝えてあげよう。もちろん、ともに成功した、合格したという場合はなおのことだ。同情より、相手の成功を喜べる関係、ともに喜べる関係が人間関係をはるかに深めていく。

■喜び・幸せの共感が、最高の人間関係を築く

「この人だけは生涯大切にしたい」と思う人がいる。もちろん、魅力あふれるすばらしい人物で、あなたに好感を抱き、大切にしてくれる人なのだろう。

でも、もう1度よく考えてみよう。何か共通の喜びや幸せがないだろうか。

長く続く親友の多くは、共通する喜びや幸せ、思い出などをもっている。飛び上がらんほどの喜びで幸せに包まれたとき、そこに一緒にいた仲間は、深い絆でつながる。本人たちは気がついていなくとも、顔を合わせる度に、脳の奥深くで、そのときの喜びや幸せ感があふれだしているからだ。

たとえ一瞬だったとしても、喜びや幸せの記憶は深く刻まれる。仕事がらさまざまなジャンルの人と会うが、私自身、喜びを共感した人とは、親友のような気持ちになる。

たとえば私は、初めて監督した映画『受験のシンデレラ』に関わってくださったキャストやスタッフ、すべての方々とすばらしい人間関係が築けた。

モナコ国際映画祭で作品賞、男優賞、女優賞、脚本賞の4部門で最優秀賞をいただいた瞬間のことは忘れられない。私からの一方的な気持ちだが、賞が獲れる見込みなどほとんどなかったのに、同行してくれたプロデューサーと宣伝担当の方とは手を取り合って喜びあった。おそらく生涯の友になれると信じている。また、友情出演してくださった林真理子先生は、会うたびにすばらしいお話を聞かせてくれるので、尊敬してやまない。

こういった喜びや幸せの共感は、特別なときにだけ得られるのではない。

自分から周囲の人を好きになり、今日も喜びや幸せを見つけたいと思って生きていけば、毎日でも得られる。それを積み重ねていけば、悩みグセなんてどこ吹く風、すばらしい人間関係に包まれて楽しい人生が送れるのだ。

習慣 5

がんばりすぎない

完璧主義はムダだらけ。
人生、たいていのことは
「満点」でなくていい

あきらめが悪い人ほど100点を目指す

■満点をとれるという「あつかましさ」

一生懸命努力することはすばらしい。ただし、それで力尽きてしまったら、次へは進めない。何事もほどほどがいい。そのほうが、心が疲れない。

何か目標を掲げてそれに向かって進むとき、完全・完璧を目指そうとする人が、意外と多い。テストで100点満点をとろうとか、オリンピックで金メダルをとろうとか。まったく違うように感じるかもしれないが、強迫神経症の「手洗い強迫」も、ある意味100点満点を目指している。ずっと手を洗い続ければ、いつか菌をゼロにすることができると考えているからだ。

これらはみな、努力家で真面目なのだろうか。

もちろん、そういった要素もある。

しかし、裏を返せば**自信過剰であつかましい**とも言える。

けなげにがんばっているように見えて、実は、自分なら満点をとれる、完全にできるという自信がある。さらにエスカレートして、自分は誰よりも秀でていると、内心は他人を見下している人もいるかもしれない。

自分を過大評価して、満点を目指す。こういうタイプは結局100点はとれない。その結果、つまずいて転ぶ。それでもあきらめずに、むやみやたらにもがき続ける。その結果、自尊心はボロボロに傷つき、2度と立ち上がれなくなってしまう。

生きていくなかで、実はたいていのことは、満点でなくてもいいのだ。ほどほどで十分なのだ。ほどほどで次に進む。それを積み重ねていったほうが、総合点は高くなるし、仕事も早いし、失敗も少ない。

世の中には、満点を目指したために失敗することがたくさんある。

たとえば夫婦関係。

夫は妻に、妻は夫に完璧を求める。ちょっとでも理想から外れたことをすると、許せない。その結果、夫婦関係は破綻《はたん》し、離婚するしかなくなってしまう。

恋人時代なら、ある程度完璧を求めてもいいだろう。彼にもっとも美しい自分を見てもらいたいから、1分のすきもなくお化粧をして、まつ毛の先まで美しく装う。彼に気に入ってもらいたいから、嫌いな料理も一生懸命に作る。彼のほうも、彼女を射止めたいから、見栄を張ってがんばる。自分はランチをカップラーメンですませても、デートの食事はフランス料理のレストランを予約する。誕生日や記念日には、1カ月の給料を超えるような額の有名ブランド品をプレゼントする。

しかし、夫婦関係はそれで続くわけがない。

絶世の美女や女優さんだって、自宅に帰れば化粧を落とす。素顔を見せられるのが夫婦だろうし、自分の欠点をさらけだせるほどの信頼関係が築けなければ、夫婦としてはやっていけない。

物なら完璧も可能だろうが、完璧な人間などいるはずがない。求めるほうが愚かな話だ。

外ではかっこつけていても、家に帰ればおならもする、鼻もほじる、そんな完璧じゃない自分だけれど好きだから受け入れてほしい、受け入れられる、というのが夫婦だ。

プロポーズするまではお互いに、いかに素敵かをアピールするけれど、夫婦になった後は、**いかに満点でない自分を見せられるか**が肝だ。

■完璧を目指すほど、失敗の数は多くなる

ところが、やっぱり人間は完璧を目指したがる。勉強にしろ仕事にしろ、どうでもいいような趣味まで、つい満点をとりたくなってしまうのだ。

その結果、得られるものは何だろう。

おびただしい失敗だ。

目指していた満点になかなか到達できない。そこで、「自分にできないはずがない」とさらにがんばる。あるいは、「自分はだめだなぁ」と落ちこむ。このどちらにせよ、得るものはほとんどない。

さらにがんばった人は、さらなる緊張感を高めてことに向かう。どんどん疲れてしまい、気がついたときには取り返しがつかない状態になってしまっているかもしれない。あるいは、落ちこんだ人は、立ち上がれずにさらに自信をなくしてしまう。満点を目指していた案件だけでなく、自分がやっていることすべてに自信が持てなくなる。

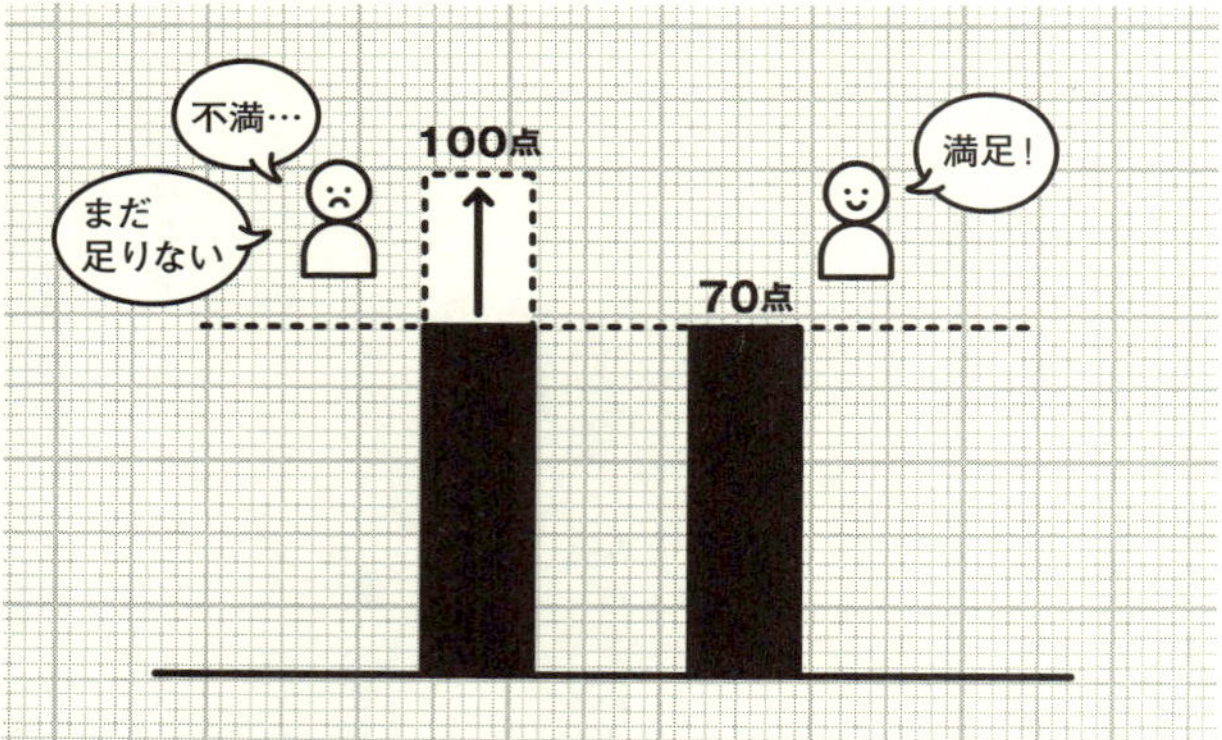

[100点主義は、失敗を多く感じやすい]

こうなると、**頭の中に「失敗」という文字がどんどん増殖**していく。

目指したのは100点満点、100パーセント完璧なゴール。だから、1点でも1パーセントでもそれに足りなければ、本人にしてみれば、「失敗」なのだ。がんばるたびに、失敗を繰り返す。

それでも自分は大丈夫と思えるほど、とことんあつかましさを極められればまだ救われるが、ほとんどは、自滅してしまう。自分に自信がなくなり、それまで自分を過大評価していたのが一転、極端な過小評価となる。暗い悪循環に陥り、本来持っていたはずの力も発揮できなくなってしまう。

本当は1つも失敗などしていないのに、本人が満点を目指したために、「失敗」の数がどんどん増えてしまったのだ。

フロイトの理論に、精神分析の世界で、「肛門性格」と呼ばれるものがある。

これは、生真面目で強迫的で完全主義者の人を指す。肛門なんて下ネタだと思うかもしれないが、れっきとした理論に基づいている。

オムツをしている幼児は、自分で便意を感じておまるで排泄《はいせつ》できたとき、自律の快感を堪能する。完璧主義者をこれに、たとえたのだ。

未知の世界を克服した達成感で、排便を終えた幼児は、興奮して、「これからはすべて自分ひとりで何でもできる」と自信をあふれさせる。

これはものすごい万能感だ。でも実態は、まだ、これからもおもらしをするかもしれないし、服も上手に着ることができない。自分ならできると過信して完璧を目指す「肛門性格」の人には、まだまだオムツが必要な幼児と共通する部分がある。しかも、どんな人にもこういう要素は潜んでいるのだ。

完璧主義は「時間と労力」の無駄

■仕事で求められるのは、プロセスよりも結果

人は、どこでどれくらい完璧を求められているのだろう。

仕事や社会ではどうだろう。

プライベートなことならほどほどで許されるが、仕事は完璧にこなさなければいけない、満点の結果を出してこそ評価される、と思いこんでいる人が多いのではないだろうか。

実は、そんなことはないのだ。

会社も社会も、それほど完璧を重要視してはいない、というのが実態だ。

たとえば、明日までに１００ページの書類を作ることが必要だとしよう。

ここで大切なのは、仕事への完璧な取り組みではない。翌日の会議が始まるとき

に、100ページの書類が用意されている、ということ。会社が社員に求めているのは、それだけだ。

だから、別の仕事をしてもかまわないし、気ばらしに同僚たちとおしゃべりしたっていい。就業時間を著しく守らなかったり、社員としての常識に欠けるような行動さえとらなければ、何をしたっていい。

ただし、依頼された100ページの書類を作り、会議に出席する全員分をそろえる。書類の内容も、完璧な100点満点であればそれがベストだが、会議を進行するための役割を果たせるなら、70点でも、別にかまわないのだ。さすがに30点ではまずいというだけのことだ（どこまでなら許されるかの見きわめは大切だが）。

あるいは、翌日までに100個の製品を納品してほしいという依頼を受けたとしよう。自社ですべてを用意できればベスト。でも足りないようなら、他の会社に依頼して、そこから仕入れてもいいのだ。**必要なのは、翌日、依頼主に100個の製品を1個も欠けずに届けること。**

ところが、ここで「困ったちゃん」が登場する。欧米にくらべて日本では圧倒的に多いのだが、**結果よりもプロセスを重んじてしまう**のだ。

翌日までに100ページの書類を用意せよと指示された社員が、上司が100点満点をつけてくれるような、完璧な書類を作ろうとしたとしよう。

一心不乱に書類づくりに打ちこみ、ランチもとらず、お茶も飲まずに机に向かう。書類のことで頭がいっぱいになり、その他の仕事は手につかない。

とりあえず今日はこの書類づくりに全力を傾け、今日やろうと思っていた他のことは、明日にまわす。就業時間ぎりぎりに、なんとか形にまとまりそうになった。

でも、これでは70点にしか過ぎない。

上司から100点満点をもらうために、全体の構成を変えてみようと考える。真っ暗になった職場にひとり残り、せっせと書類づくりに励む。しかし、朝から食事も休憩もとっていない。疲れはピークに達して、残業しても能率が上がらない。集中力もなくなり、イライラしたり焦ったりするだけ、気づかないうちにミスも続出している。

結果、翌日の会議で配られた書類は、惨憺《さんたん》たる出来。

夕方に1度まとまりかけたものは70点に達していたのに、その後、能率の悪い状態で、あちらこちらいじくりまわした結果、50点以下だったり、時間不足でページが足りなかったりで、上司から見れば不合格の書類となってしまった。

また、翌日に100個の製品を依頼された社員が、外部には発注せず、社内で処理しようと考える。そのほうがよけいな経費がかからないから、利益は上がる。上司の評価も高くなるだろうと推測する。

が、思うように製品が集まらない。地方の工場にいくつかありそうだという情報を仕入れ、なんとか翌日までに届けてほしいと依頼する。工場側が、「それは厳しい」と断っても、あきらめずに、「そこをなんとか……」とごり押しする。確実な約束を取り付けず、どうにか間に合わせてくれるだろうと翌日出社してみると、やっぱり数が足りなかった、という伝言が机の上に置かれている。クライアントには、数が不足しているけれど、とりあえず製品を届ける。これでは、仕事は完了ではない。約束を守れないところに、クライアントは2度と発注しないだろうし、上司はカンカン。怒鳴られたうえに、会社にも大きな不利益を与えてしまうのだ。

■ 受験では、1科目で満点をとっても合格できない

会社で**優秀だと評価されるの**は、時間をオーバーして完璧な仕事をこなす社員でな

く、**80点でいいから確実に納期に間に合わせる社員**だ。

この点は、欧米や外資系の会社では徹底している。たとえ100点の仕事ができても、必要以上に時間がかかったり、残業しなければ終えることができなかったりする社員は、のろまで無能だと判断される。

就業時間内で効率よく仕事を進め、合格圏内の結果を出す。仮にそれが70点でも、圏内をクリアしていればオッケー。あと30点のためにがんばり続けるよりも、次の仕事に着手したほうが、仕事はたくさんこなせる。そして、就業時間が来たらすぐに退社する。就業後の時間は自分のために使い、プライベートも充実させてこそ、欧米ではできるビジネスパーソンと評価されるのである。

実際、完璧を目指す完全主義者ほど、時間も労力も無駄が多い。なぜなら、100点満点を目指すほど、無駄が増えていくのである。

先にもふれたが、私は緑鐵受験指導ゼミナールという志望校別の通信指導講座などを開催している。そこからは多くの現役東大合格者を出しているが、受験指導でもこれは顕著だ。

だから、決して**受験生に100点満点は目指させない**。

[100点満点を目指すほど無駄は増えていく]

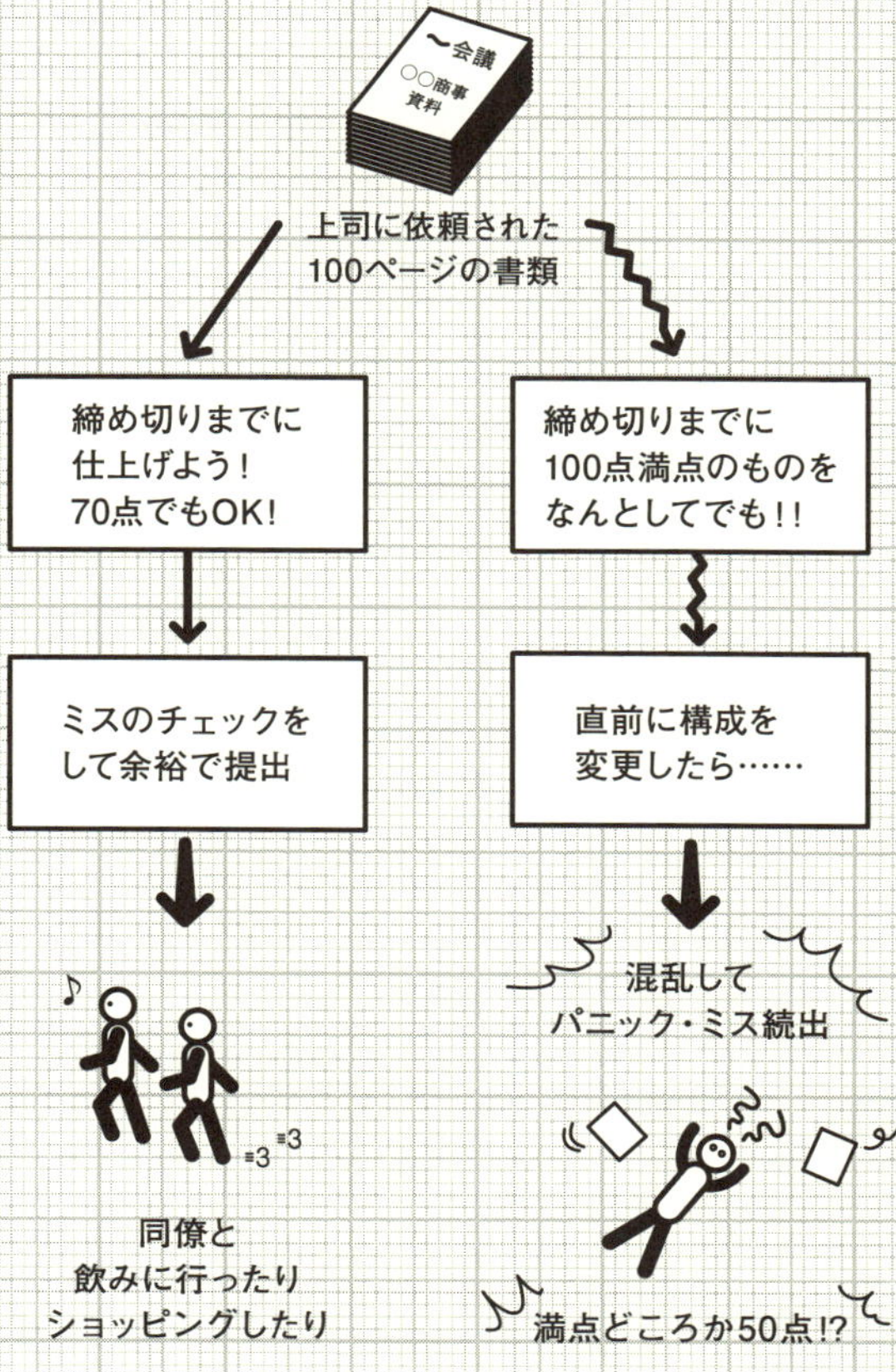

〜会議
○○商事
資料
上司に依頼された
100ページの書類
締め切りまでに
仕上げよう！
70点でもOK!
ミスのチェックを
して余裕で提出
同僚と
飲みに行ったり
ショッピングしたり
締め切りまでに
100点満点のものを
なんとしてでも!!
直前に構成を
変更したら……
混乱して
パニック・ミス続出
満点どころか50点!?

綿密な受験計画表は作るが、目標は志望校の合格点をクリアすることだからだ。

なぜかといえば、正しい勉強法を身につければ、合格点レベルまで引き上げるのは、さほど難しくない。たとえば70点が合格ラインなら、緑鐵受験指導ゼミナールを受けて与えられた宿題をこなすだけで、達することはできる。ところが、そこから後は難しい。70点を80点に、80点を90点にするためには、覚えなくてはいけないことが膨大に増え、また、単なる暗記だけでは処理できないことも出てくる。合格ライン以降の1点ごとに、ものすごい努力が必要になる。

ましてや100点満点を狙うとしたら、教科書に加え主要な参考書を丸暗記し、さらにその他の能力も磨いていかなければならない。膨大な時間と労力、気力が必要になる。それだけやっても、満点をとれる保証はない。

しかし、仮にそれで満点がとれたとしても、大学合格という結果は、ラインすれすれの70点の人と、同じだ。もちろん、トップで合格したならほめられるが、受験という限られた時間の中では、そんな余裕はない。1科目の満点を目指したために、時間も気力も体力も使い果たしたら、他で点がとれなくなってしまう。

たとえば受験科目が5科目で、それぞれの合格ラインが70点なら、合計350点とればいい。仮に1科目100点をとっても、その勉強でパワーを使い果たして力尽きて、残りの科目も合わせた合計点が350点に満たなければ、不合格になってしまうのだ。

これは受験に限ったことではない。要は何を言いたいかというと、それほどに、**完全主義・満点狙いというのは、多くの無駄を生むわりに結果が芳《かんば》しくない**、ということだ。

人間の能力には限界があるし、1日は24時間と決まっている。

制限された中で最大限自分を発揮するためにはどうすべきか、それをしっかり見極め、効率よく処理できる人は人生の勝者となれる。が、それを間違えてしまうと、心も体も疲れるだけ。求めている結果にはつながらないのだ。

嫌われない人間は、誰にも好かれない

■欠点を克服するごとに、個性も失っていく

受験では、満点をとれなくても、合格ラインを越えればいい、という話をした。だからといって、すべての科目で合格ラインをとるということではない。さほど無理をしなくても80点、90点とれる得意な科目があるなら、それを伸ばせばいい。苦手な科目の点数を上げるより、得意な科目で点数をとるほうが、ラクだからだ。

人生でも同じことが言える。

完全でありたいと願う真面目な人は、自分に欠点があることが許せない。だから、欠点を克服しようと必死になる。

しかし、**欠点をつぶしていく生き方というのは、意外と人間をつまらなくする。**

欠点が一つなくなっていくたびに、個性も失ってしまうケースが多い。欠点はない

けれど、面白味もないつまらない人間になってしまうかもしれないのだ。

あるスポーツ選手から聞いた話で、なるほどな、と思ったものがある。プロとアマチュアの違いについて語っていたのだが、ベストアマになる選手というのは、欠点を克服しようとするタイプに多く、実際、さまざまなスポーツの歴代のベストアマは欠点が少なく、なかにはほとんど欠点や苦手なものがないというタイプが多い。特に、ゴルフでは、たいていがこのタイプなのだそうだ。

ところが、**プロで成功するのは、長所を伸ばしていくタイプ**なのだという。

たとえば野球なら、エラーもしないし、それなりの打率も稼げる。投げても守っても、そそこの力を発揮するタイプ。こういうタイプの選手は、高校野球などアマチュア時代は活躍する。メディアで脚光を浴びたりもする。

ところが、プロになっても意外と伸びずに終わってしまう、あるいは、プロにならずにアマチュアのまま続けるケースが多いという。

プロの野球選手で成功するタイプは、エラーを多発して足も速くないが、打のほうではホームランを量産するとか、コントロールは不安定だけれど球速が驚くほど速いピッチャー、勝負どころでは確実におさえるピッチャーなど。こういうとりえが光っている選手のほうが、プロとしては目立つし、活躍の場も多いのだそうだ。

確かに、言われてみればそのとおりかもしれない。

普通の人間だって、自分の欠点を克服しよう、欠点のない人間になろうという優等生タイプは、欠点が減る分、当たり前の人間になっていく。だから、つまらない。

それよりも個性や長所をどんどん伸ばしていったほうが、「こいつ、他にないものを持っている」「おもしろいやつだなぁ」と、他人から関心を抱かれるのである。

■好かれる人間と嫌われる人間は同じ

最近、テレビのコメンテーターの質が変わってきた。

以前は、辛口ではっきりと自分の意見を言うタイプのコメンテーターが多かった。潔くて気持ちがいいし、それに共感できるかできないかは別として、一つの意見として聞く耳が持てた。

ところが最近のコメンテーターのほとんどは、発言はするが、自分の意見は入っていない。やんわりと、あたりさわりのない話をするだけだ。誰が発言しても同じような内容で、まったく面白味がない。

これは、辛辣《しんらつ》な発言にクレームが寄せられることが多いからだろう。個人の視聴者からのご意見もあるだろうが、ディレクターなど番組責任者や関係者がいちばん怖いのは、クライアントだ。不況なこのご時世だから、スポンサーに降りられてしまったら、番組はつくれない。発言に関するテーマの関係者などにも、気をつかう。

最近はすぐに裁判云々になる。番組内でお詫び発言をすると番組のイメージの低下につながるし、訴えられて裁判になったら、責任をとってディレクターは降板しなくてはならない場合もある。生放送ならなおのこと、そのまま放送されてしまうから、危険度も増す。だから、本音で語る人や、はっきりと自分の考えを明言する人は、避ける。

万人がそれなりに納得し、共感するような当たり前の意見を言うコメンテーターが、引っ張りだこだ。おバカタレントがもてはやされるのも、とぼけた会話で笑って終わり、本質に迫る必要がないからかもしれない。

結局、どの番組を見ても、万人に支持される……というか、**万人がクレームを出さないような無難な発言**しか聞こえてこない。だから、テレビはつまらなくなっていく。

これもまた、満点狙いの完璧主義者と通じるところがあるのではないだろうか。**完全を目指す人は、他人に嫌われることをとても恐れる。**だから、欠点をなくし、人に嫌われないように努力する。

確かにそれで、嫌われなくなったとしよう。

でも、はたして周囲の人の目に映っているのだろうか。目立たない、関心をもたれないだけなのではないか。嫌われない人は、一見、万人受けの人間に思える。

でも実はそうじゃない。

誰の興味もひかない、つまらない人間なのかもしれない。

嫌われない人間が、イコール、好かれる人間ではないのだ。

万人に好かれる人間はごくごく少数。たいていの好かれる人間は、嫌われることも多い。欠点のない完全な人間に近づいて人に好かれようと考えても、そうはいかない。

他人の顔色をうかがうよりも、自分の意見をきちんともち、完璧でない自分を認め、欠点も包み隠さず見せる。そんな人間味あふれるタイプのほうが、少なくとも特定の人には好かれるものなのだ。

あなたの短所と長所はなにか

■あがり症の社員が、実はトップセールスマン

心理学をベースにした大手自動車会社のセールスマンの幹部研修を、以前やっていたことがある。

そのとき、「あがり症をなんとか治したい」とやってきた社員がいた。いかにも小心そうで、人はいいけれど、うだつは上がらないというタイプだった。

ところが、彼の情報を集めてみると、びっくりした。年に百十数台の車を売り上げているトップセールスマンだったのだ。

さらに彼の話を聞いていて、その理由が理解できた。

彼はあがり症を治したいというけれど、逆にそれを解消すると車は売れなくなってしまうかもしれないと思ったのだ。

一見、優秀そうには見えないし、要領も悪いタイプに違いない。たしかにあがり症で、面接の際も、話を聞いても、答えようとすると真っ赤になって、少ししどろもどろに答える。でも、それが**悪印象ではない**。逆に、あぁこの人はうそはつかない、お客さんのために一生懸命にがんばる、とても信用できる人だと思われるのだろうなとわかったのだ。

営業マンやセールスマンというのは会話が上手なほど仕事ができると思われがちだ。

しかし、**実際は反対**だ。

立て板に水のようにしゃべる口の達者な人は、最初から人をだまそうとしているような印象を与え、人に警戒心を抱かせてしまう場合が多い。どういう業種であれ、営業マンやセールスマンでトップに輝く人は、実は意外と口下手で朴訥《ぼくとつ》とした人が多い。そういうタイプは、絶対に人をだまさない印象を与え、信用されやすい。

うだつが上がらないところが、ある意味で微笑ましくもあり、自分でできることがあれば力になってあげたくなる。

それが自動車のセールスマンなら、どうせ近々買おうと思っていたのだから、この

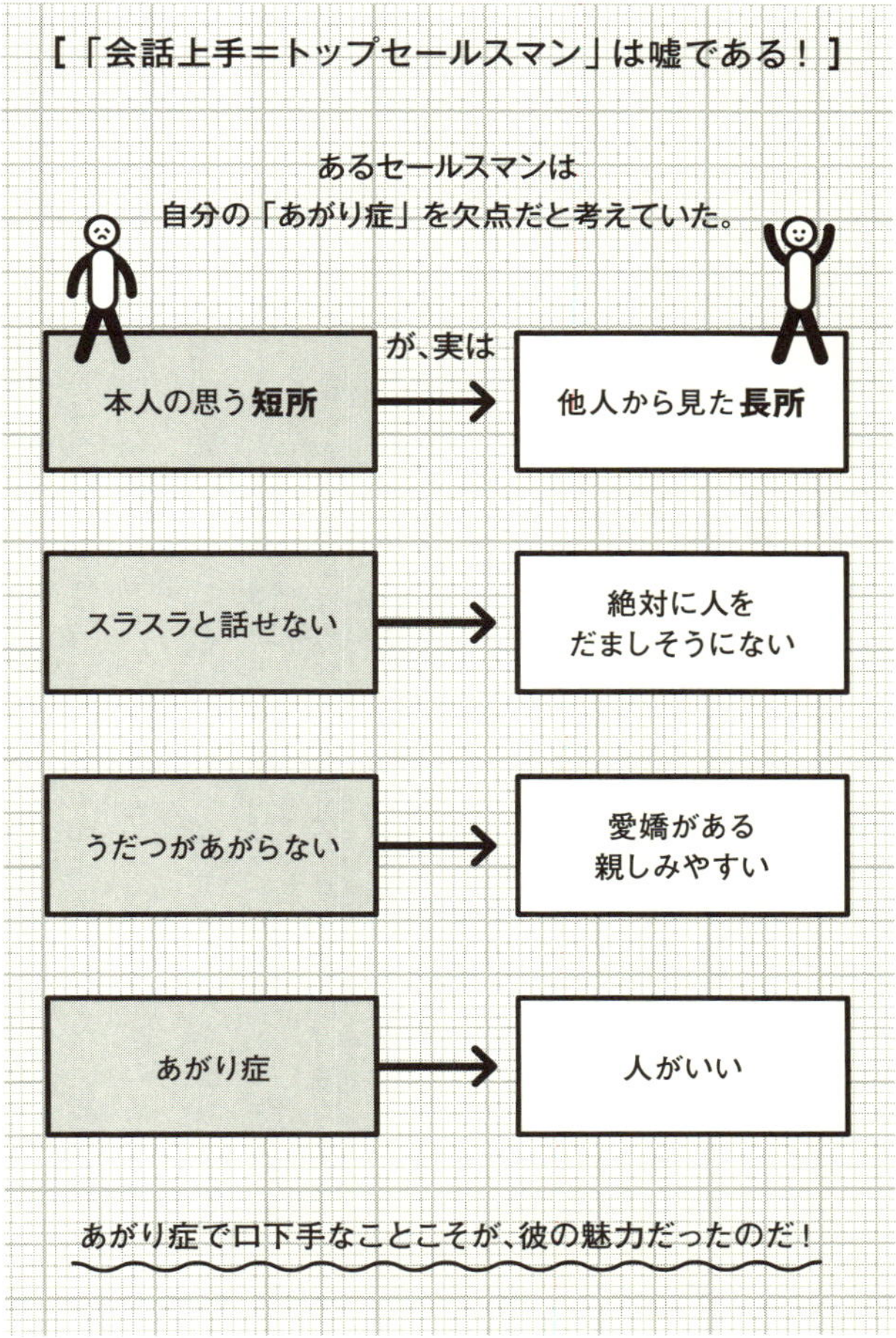
[「会話上手＝トップセールスマン」は嘘である！]
あるセールスマンは
自分の「あがり症」を欠点だと考えていた。
本人の思う**短所**
が、実は
他人から見た**長所**
スラスラと話せない
絶対に人をだましそうにない
うだつがあがらない
愛嬌がある
親しみやすい
あがり症
人がいい
あがり症で口下手なことこそが、彼の魅力だったのだ！

話下手でセールスマンに向かないような彼のほうが信頼できるし、アフターサービスもきちんとやってくれるだろう。それに、どうせそんなに売れてないだろうから少しでも成績の助けとなるなら、すぐに買ってあげよう、という気持ちになる。

このセールスマンは、心底、あがり症を治したいと思っていた。それは自分の欠点であり、セールスマンという仕事を続けていくうえでマイナスだと判断したからだ。

しかし、実際は反対だった。**あがり症で口下手なことこそが、彼の長所**であり、トップセールスを成し遂げるうえで、**最強の武器**となっていたのだ。

彼にこのことを説明すると、「そうですか。それなら、しんどいけれど、このままいきます」と結論を出した。一応は納得したけれど、人前に出るとあがってしまい、うまくしゃべれないことは、彼にとってはつらいことでストレスになっている。

でも、だから車が売れる。

セールスマンとして仕事を続けていくために、彼はあがり症を治さないことを選んだ。私のアドバイスで、少しはストレスが緩和されていればいいと思う。

■自分のことを、友人に聞いてみる

欧米人は自分の長所を積極的にアピールするが、日本人は、「自分なんて」と謙遜したり、卑下することが多い。謙譲が美徳とされる文化の中で育ったからだろうか。実際、本当はそれが魅力だったり、長所だったりするのに、本人は欠点だと勘違いしているケースが多い。勘違いしないまでも、**自分の魅力や長所に気づいていないこ**とが多々ある。

たとえば、人を上手にほめたり、お愛想が言えない人。それが欠点だと本人は思っている。ところが、周囲の人に、「あなたは絶対にうそをつけない正直な人ね」と言われて、初めてそれが長所でもあったことに気がつく。自分のことというのは、意外と冷静に見られない。自分ではわからないことや、間違って判断してしまうことも、他人からは明白に見られることが多い。

だから、迷ったり悩んだりしたら、親しい友人に聞いてみるといい。自分には長所や魅力がないから人間として自信がもてないと思ったら、仲のいい友人に聞いてみたらいい。

「なんで私のようなとりえのない、つまらない人間と付き合ってくれているの？」

「だって、あなたと一緒にいると、ラクなんだもの」

つまり、見栄を張り無理をしなくても、自然体であなたと付き合える。緊張感が和らぎ、心が解放される、一緒にいて心地よい……それがあなたの長所であり魅力だったのだ。わからなかったら、思い切って聞いてみる。それで自分の魅力や長所だと言われたことは、積極的に伸ばし、生かしていくといい。

謙譲も使い間違うと、損をする。

私が気になることがある。何かで成功した人が、ムキになって、自分は普通の人だ、人より劣っていることもある、と、主張することだ。

長所がわかりやすい人ほど、この傾向が強いようだ。たとえば、学歴が高いとか、医師や弁護士の免状を持っているとか、スポーツで秀でているとか、オリンピックで金メダルをとったとか。これらの長所は万人にわかる。その長所をアピールすればいいのに、反対のアクションを起こす人が多い。

テレビのバラエティ番組に出て、実はこんなマヌケな面もあるんですよ、と披露してみたり、欠点をより強調して、自分もみなさんと一緒、いや、むしろもっと平凡な人間なんですと、おどけてみせる。

最初は、すごい人なのに偉ぶらず、庶民的ないい人だなと思われ、それもまた魅力だと受け止めてもらえるかもしれない。

でも、そんなものは**すぐに飽きられる**。

優秀で特別だから魅力的なので、だから、テレビ番組にも引っ張り出される。なのに、ただの普通の人だというスタンスをより強調しつづけたら、存在価値はなくなる。そんな凡人は、わざわざテレビに出てしゃべる必要などない、お呼びでないのだ。

長所であるから、欠点を面白がってもらえるのであって、欠点があるから使われるわけではない。

必要以上に自分を卑下する必要はない。人から長所だ、魅力だと評価されたことは、そのまま受け止めて、どんどん伸ばし、アピールしていくほうがいい。欠点や短所、長所を見間違えたり、使い間違えると、人生につまずきやすくなる。転ばないためには、ここをしっかり判断することが肝心だ。

習慣6

すぐに謝る

謝らない人ほどキレやすい。
他人を許して、
ゆったりラクに生きるコツ

すぐに謝る人は老けない

■歳を重ねるほど、人は謝らなくなる

負けや失敗を認めるのと同様に、自分が悪い、落ち度があった、間違えたと思ったら、**すぐに謝ることをおすすめする。**

そうすれば、人間関係を良好に保てるということももちろんだが、それだけではない。すぐに謝れるか謝れないかは、自分自身に大きな影響を及ぼすのだ。

それは何か。

驚くことに、「**老化**」である。

すぐに謝る人は、いつまでも若々しい。ところが、**人に謝らない人は、老化のスピードが速くなり、どんどん老けていく。**「ガンコな老人」という表現があるが、たしかに脳の前頭葉という部分が老化するとガンコになる。しかし、そのガンコさを

放っておくとよけいに老化してしまうのだ。

自分の周囲の人を観察してみるとわかりやすいだろう。

年上の人から謝られたことは、あるだろうか。

えてして人は、自分より年長者や地位の高い人には謝るが、年下や地位の低い人には謝らない。なぜなら、自分のほうが知識も経験も豊富だから、相手より「上」だと考える。だから、明らかに自分に落ち度があっても、間違いだと気がつかない。仮に気がついても、認めたくない。

お嫁さんと姑さんのトラブルも、ここから発生することがしばしばだ。お姑さんには、長い間、家庭を切り盛りしてきたという自負がある。だから、家事でも育児でも、当然ベテランである自分のほうが「上」だし、絶対に間違いはないと信じている。だから、若いお嫁さんに間違いを指摘されると、激怒する。絶対に謝ったりはしないし、何しろ、100人中99人が白だと思っても、自分が黒だと信じているものは黒なのだ。

これらの理由で、人間というのは歳をとるほど人に謝る気持ちが低下していくのに、脳が老化しているので余計にガンコになりやすい。子どもだって、幼稚園生くらいであれば何か失敗するとすぐに謝るのに、小学校、中学校と大きくなるにつれ、口答えしたり、反抗したりして、謝らなくなる。

この傾向は、特に、**40歳を過ぎる頃から、顕著**になっていく。いろいろな経験を積み、豊富な知識を得るから、すべてにおいて自分が正しいと思いこんでしまう。

上層部が高齢化した企業は、世代交代や人材の若返りができず、組織全体がダメになっていく。いわゆる「老害」だが、これも、上層部の老人たちが謝らない、失敗を認めないから会社をダメにしてしまう。人に謝らないだけならまだしも、さらにエスカレートすると、自分を持ち上げるイエスマンだけ目をかけたり、意見を聞いたりするようになる。**自分に対して批判的な人は、すべて間違った人間と判断**し、無視する。あるいは罵倒《ばとう》して蹴落とし、理由をつけて閑職に追いやるか、クビにまで追いこむ。

こうなったら、企業はもう崩壊していくだけである。政界や経済界、あなたの身のまわりのちょっとした人間関係でも、こんなケースはあるかもしれない。

■キレる中高年と謝らない人

「ムカつく」若者が巷に氾濫し、周囲にあたり散らしたあげく、取り返しのつかない

［ 人間は40歳を過ぎると謝らなくなる ］

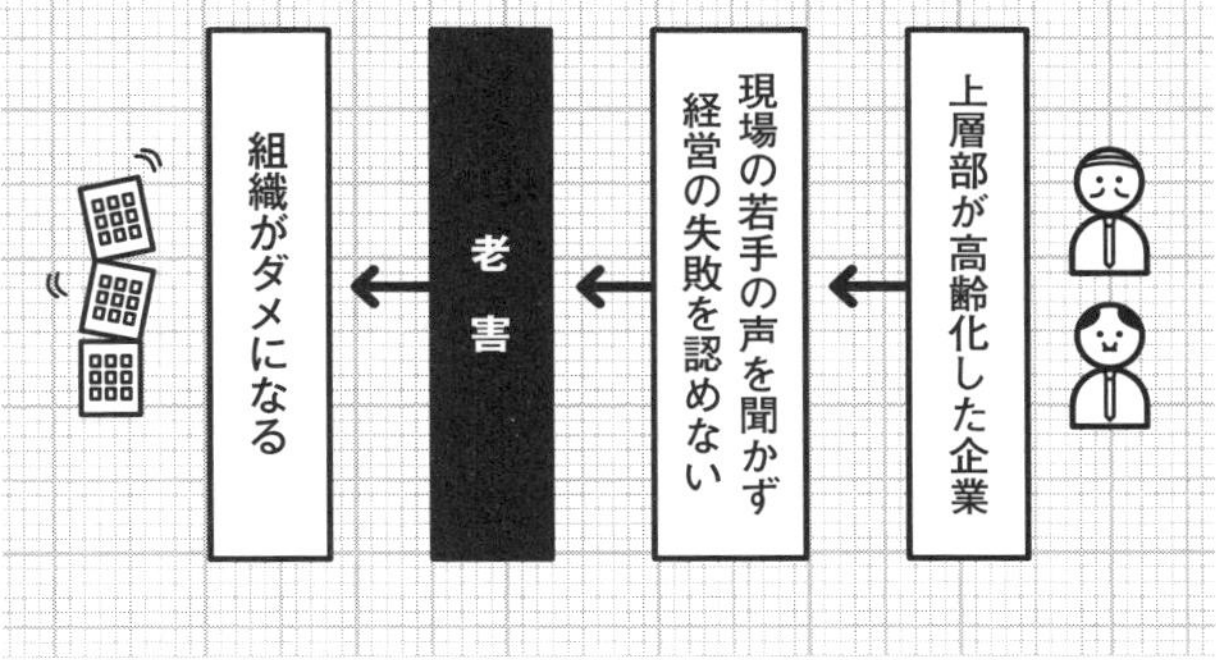
上層部が高齢化した企業
現場の若手の声を聞かず
経営の失敗を認めない
老害
組織がダメになる

ことをしでかす。時にそれは悲惨な犯罪に発展することもある。キレると何をしでかすかわからない若者が、銃を乱射したり、車で赤信号に突っ込んだり、尊い人命を奪っていく。

しかし、**キレるのは、若者の特権ではない。実は中高年や高齢者のほうが、さらにキレやすい人間が増えている。**しかも、たちが悪い。

理由もなく、急にどなりだしたりするのだ。

先日、スーパーのレジで、突然キレた女性を目撃した。品のいい中年のご婦人だったのだが、虫の居所が悪かったのか、突然、レジ係の女性に向かってどなり始めた。支離滅裂な怒号だが、「態度が悪い」「人を馬鹿にして」などなど、自分の声でさらに刺激され、どんどん激昂《げきこう》していく。あわてて店長らしき男性が駆けつけてその場を収めたが、周囲の人は驚くよりも、失笑していた。

電車の中、病院の待合室、レストラン……。思い浮かべてみると、そういった場所でどなっている人の多くは、中高年やお年寄りだ。最近、隣人にいきなり刺されたという事件が増えているが、これらも高年齢者によるものが多い。

反抗期や思春期を迎える10代の頃は、誰もが多かれ少なかれ、キレやすい。大人に成長していく過程で、精神的に不安定になるからだ。

しかし、大学に入学する頃にはそれも落ち着き、社会に出ると、さまざまな経験を積み、感情を上手に制御できるようになる。そして、**30代も終わりに近づくと、酸いも甘いも噛《か》み分けて、ちょっとやそっとではキレなくなる。**いわゆる、大人の対応ができるまでに成長を遂げたのだ。

■40歳からが危険!?

しかし、**40歳になると、またもや危険が押し寄せる。**この頃から、また、だんだんとキレやすい年代に入っていくのだ。

ちょっとしたことで腹が立つ。前頭葉の老化により、若い頃と違う変化が表れてくる。創造性がおちてきて、考えの切り替えが悪くなる。新しい考えが受け入れにくくなる。そして、感情のコントロールも徐々に悪くなってくる。さらに歳をとると、思うように体が動かなかったり、忘れっぽくなってミスをしたり、周囲からも年寄り扱いされることが不快になってくる。更年期などで気分的にも不安定になる。

こうなると、ちょっとしたことが気に障る。

そして、自分を制御できずに、キレてしまう。感情が老化していくと、人は謝らなくなる。**悪いのは自分でなく相手だと決めつける。**実際は自分が間違っているのだが、それを認めたくないから、滅茶苦茶な論理をぶつけてくる。理路整然と考えることができなくなり、キレてどなり始めるのだ。

この老化を食い止めたかったら、**自分の落ち度に気がついたら、すぐに謝る**こと。

それが、若さを保ち、心にストレスをためずに快適に生きる秘訣だ。

人は「感情」から老いていく

■心を老化させる、体の赤信号

年齢を重ねるほど、体は衰えていく。

定期的に運動をしたり、毎日、健康を維持する生活を続けていたりすれば、そのスピードは遅らせられる。でも、それをサボると歳をとっている人ほど、ガクンと衰える。

人は毎日老化していくのだから、仕方がない。ただし、これだけは知っておかなくてはいけない。老化していくのは、体だけじゃない。心も老化する。ちゃんとトレーニングを続けないと、老化のスピードはどんどん速くなっていくのだ。

前にも書いたが、人に謝らなくなったり、キレやすくなったりするのも、心の老化の一つだ。そういった頑固者の症状だけではない。やる気が出なくなったり、興味や好奇心を抱かなくなったり。

こういう**感情の鈍化は、すべて心の老化症状**なのだ。

足腰が弱ったり、筋肉が衰えたりすると、眼で見てわかる。けれど、心はわかりにくい。頭や心を使わない生活を続けていると、いつか取り返しのつかないことになりかねない。

メンタルな面だけではない。加齢とともに、医学的にも、心の老化の原因は多くなる。感情の老化の原因となる**「悪の三大因子」**がある。それが発生すると、脳や体を使うのがおっくうになりがちなので、体や脳の老化はスピードアップしていく。中高年だけでなく、若い人も、このことを知り、早くから対策を練ることが必要だ。

「悪の三大因子」の第1は、**前頭葉の老化**だ。脳の中でもっとも早くから神経細胞の減少が起こるのが、前頭葉である。しかし、ここここそ、人間にやる気を出させ、考えたり感じたり、意欲的な精神生活を司る重要な場所だ。前頭葉を老化させないためには、毎日活発に使い続けること。**つねに思考し、感情で受け止め、好奇心をもって意欲的に暮らしていくこと**が、心の老化を防ぐ基本となる。

第2の「悪の三大因子」は、**動脈硬化**である。動脈硬化は、コレステロールなどの影響を受けて、血管の壁が厚くなり、血液が流れにくくなった状態。生活習慣病やメタボリックシンドロームでも取り上げられ、脳卒中や心疾患のリスクを高めるとされている。でも、それだけではない。心の老化にも、大きなダメージを与えるのだ。動脈硬化を起こすと、脳の血流が悪くなる。やる気がなくなってへんだなと思って調べたら、動脈硬化が進んでいたということも少なくない。

また、**「感情失禁」という泣き出すと止まらなくなる症状**は、動脈硬化やその結果の小さな脳梗塞がたくさん起こるとおきやすい症状だ。動脈硬化がさらに悪化すると、脳の血管があちこちでつまり、いわゆるボケの症状が起こり、脳血管性の認知症と言われる状態になることとさえある。体の健康のためだけでなく、心の若さを保つためにも、日頃から動脈硬化になりにくい生活を習慣づけることが必要だ。

「悪の三大因子」第3は、神経伝達物質の**セロトニンが減ってしまう**こと。セロトニンは、喜びや快楽を司るドーパミンや、恐れ・驚きを司るノルアドレナリンなど、他の神経伝達物質の情報をコントロールし、心を安定させる働きをする。これが、加齢とともに減少していくと、イライラや意欲低下がはじまる。セロトニンが不足するとまず起こるのは、うつ症状。イライラしたり、意欲が湧かなくなったり、理由もなく痛みを感じたり、体にも心にも不調が生じるようになる。中高年以上になってからだけでなく、10代や20代でも、セロトニンが不足することがあるので、要注意だ。これが長く続いたり、極端に減少すると、うつ病になってしまう。**セロトニンの原料は、アミノ酸のトリプトファン。肉類に多く含まれている**ので、食生活からも注意し、補給していくといいだろう。

■EQを高めるトレーニング法

心の老化が進むと、イライラして突然キレるなど、感情が抑制できず、暴走してしまうようになる。

実はこれ、EQが低下してきた状態とも考えることができる。

EQとは「Emotional Intelligence Quotient.」であり、心の知能指数。アメリカ・イエール大学のピーター・サロヴェイ教授と、ニューハンプシャー大学のジョン・メイヤー教授により、IQでは測れない新しいタイプの知能として提唱されたものだ。

ＩＱは感情を排した形で人間の知的活動を数値化したものだが、実のところ、人間は感情に影響されることが大きい。

そこで、**感情を上手にコントロールすることも知能の一種**であり、大切な能力だと考えた心理学者たちが、それに大切な能力としてまとめ上げたものだ。

そのときに明らかになったのは、**ＩＱは高齢になってもあまり落ちないけれど、ＥＱは40代でピークを迎え、それ以降は、放っておくと衰えていく**ということだ。

その理由として考えられるのは、前にもふれた「悪の三大因子」の一つである前頭葉の機能低下によるもの。そしてもう一つは、年齢を重ねて地位が高くなると、自分の感情のままに行動しても許されてしまうから、とも言える。年功序列が重んじられる日本の場合、特にそれが強い。周囲がおとなしくしているのをいいことに、自分本位な行動はエスカレートしていく。どなりつけたり、八つ当たりしたり。謝るどころか、感情のおもむくままに行動する。その結果、どんどんＥＱの老化が加速してしまうのだ。

これを避けるためには、中年以降は意識してＥＱを維持し高めるトレーニングをすることだ。前述のサロヴェイ教授、メイヤー教授により、ＥＱは、

1. 自分の感情を知る
2. 自分の感情がコントロールできる
3. 自分を動機づける
4. 他人の感情を認識する
5. 人間関係をうまく処理する

と、定義づけられている。

つまり、40代までにEQをいかに高めるか、あるいはそれを過ぎてもピーク時の数値を維持し高めていけるかは、この5つの要素を意識して、毎日を過ごせばいいのである。そうすれば、何歳になっても心は若々しく保つことができる。

聖路加国際病院理事長で名誉院長の日野原重明《ひのはらしげあき》先生は、明治44年生まれの101歳。しかし、20代に負けず劣らず、心も体も健康で若々しい。

現役の医師として毎日病院で患者さんを診察し、その他にも本を執筆したり、講演で全国を飛び回ったり。

睡眠時間も健康を維持するぎりぎりまで抑え、車や電車などのわずかな移動時間も仕事や勉強をし、それでも数年先までスケジュールはいっぱい。

さらに、よほどのことがない限りエレベーターは使わず、階段を駆け上がるのだそうだ。

日野原先生は特別な方だから同じようにするのは無理かもしれないが、でも、少しでもそれに近づけるよう、今日から生活を改めてみてはいかがだろう。そのときどきで、自分の感情をチェックしてみる。

イライラしたりキレたりすることのないよう、自分で感情をコントロールする工夫をしてみる。

自分勝手にならず、他の人にも配慮して、どんなふうに考えているか、相手の感情はいまどんなものかを推測してみる。

このようなことを日々積み重ねていけば、**心の老化は止められる**。

若々しさを保ちながら、自然に人と上手にコミュニケーションがとれるようになる。人に好かれるから、人生も楽しくなるだろう。

目指すのは、感情チェンジの達人

■気持ちの切り替えが上手な人は老けない

すぐに謝る人が若々しい理由は、他にもある。

それは、気持ちの切り替えが上手だからだ。

毎日の生活の中では、人間関係のトラブルが無数にある。家族と言い争ったり、会社の上司にキレたり、友達にムカついたり。

しかし、反対に考えてみれば、謝ればすむ問題や、謝ればうまくコミュニケーションできることが、いっぱいあるのだ。

悪かったなと思ったら、すぐに謝る。難しく考えたり構えたりする必要はない。ひと言、「ごめんなさい」でいい。

すると、自分の気持ちもすっきりする。相手も、許せる気持ちが広がるだろう。

お互いに怒りの感情は収まるし、冷静になった相手は、「いや、自分のほうが悪かった」と、折れてくるかもしれない。怒りの感情は怒りを増幅していくが、こういったやさしさもまた、増幅されていくのだ。

カッとなったら、人間関係に亀裂が走る。表情だって違ってくる。いつも**怒っている人は、暗くて怖い顔になる**し、実際に、**眉間にシワが寄ってくる**。

これだって、老化現象だ。

美人やハンサムで、しかも若々しくあり続けたいなら、怒ったら負けなのだ。

赤ちゃんの表情は、1日中、変化し続ける。泣いたと思ってあやすと、次の瞬間、大笑いしている。で、お腹がすくとまた泣き出す。箸が転んでもおかしい年ごろもある。心が若いほど、表情も感情も豊か。そうやって気持ちが次々と変化していくことが、心のトレーニングにもなっているのだ。

人間関係にひずみがおこりそうだったら、まず自分から折れてみる。

落ち度があると思ったら、すぐに謝る。

自分の落ち度を素直に認められるか、すぐに謝れるか、あるいはそれができないか、その違いは、感情・心の切り替え能力の差につながっていくのだ。

■腹を立てずに好奇心をふくらまそう

すぐ謝るのと同じくらい大切なのは、**期待がはずれても腹を立てない**ことだ。

人は、期待が大きければ大きいほど、それがはずれたときの落胆が大きくなる。

極端な例でいえば、結婚詐欺にあったとき。

もうすぐ結婚すると期待と夢をふくらませていたら、突然、相手が消えてしまう。結婚がなくなっただけでなく、同時に、相手に貸していたお金も失ってしまう。

2度と人を信じられなくなったり恋愛に臆病になったり、ひどい場合は、人生に落胆して自殺してしまうかもしれない。

まぁこれほどのことはめったにないだろうが、たとえば予定していたデートがキャンセルになったり、取れると思っていた契約がご破算になったり。

些細なことで言えば、先着5名様のお得なランチが、自分の前の人で売り切れになるなんてことだって、期待はずれなこと。空腹なだけに、キレやすいかもしれない。

こんなとき、**逆にそれでよかったのだと気持ちをチェンジできる人は、いつまでも若々しい。**

デートがキャンセルになったから、「ではスポーツクラブに行って、彼がもっと私を好きになるような悩殺ボディをつくろう」と考えてはどうだろう。

「契約は取れなかったけれど、この人との関係はうまく作ることができた。いつかまた契約してくれるかもしれないし、契約しそうな人を紹介してくれるかもしれない。仕事は確実に1歩前へ進んだ」

「お得なランチが売り切れたから、揚げものを食べずにすんだ。やったー。カロリーダウンができたわ」

もっと切り替え上手になれば、「人生の勉強ができた」と、結婚詐欺師に感謝だってできるかもしれない。

がっかりするよりも、その結果で得られたものがないか、探してみる。

楽しいほうに考えてみる。あるいは、それをおもしろおかしいエピソードにして、人に語ってみる。

感情の切り替え上手な人の話は、周囲のみんなをも惹きつけるものなのだ。

[期待を裏切られたとき、気持ちをチェンジするには]

デートがキャンセルに…

↓

スポーツクラブに行って
自分に磨きをかけよう！

契約がご破算

↓

いつかまたイイコトある！
この縁を次につなげるぞ

お得ランチが売り切れ

↓

揚げものを食べずにすんだ。
ダイエットだね

がっかりするよりも、その結果で得られたものを探してみよう。
それすらなければ、〝おもしろエピソード〟にして人に話すのもいいかも！

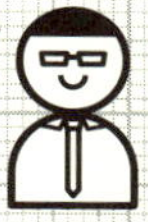

Dr.和田

負けを認められる人は最後に勝つ

■小学校、中学校受験で「失敗した人」の将来は明るい

今や不況のどん底だが、昭和時代は、「経済大国ニッポン」だった。

高度成長できたのは、戦争に負けたから。

「負け」を素直に認められたから。だから、勝利を目指してまっしぐらに歩みだせた。

受験でも、同じようなことが起こる。

東大を目指す人の多くは、私立の小学校や中学校を受験する。東大は国立大学なのでエスカレーター式に入学はできないが、私立の名門進学校に入ったほうが、勉強が効率よくできる。東大に入れる確率もぐんとアップするからだ。

そのためにはまず、最初の受験に成功しなければならない。でも、不合格となってしまう人もいる。

はたして、小、中学校の受験に失敗した人は、その後どうなるのだろうか。

彼らの将来として、両極端な2つの道がある。自暴自棄になって勉強をやめてしまい、どんどん成績が下がってしまう人。結局、東大どころか大学受験そのものからドロップアウトしてしまう。受験で合格しても、こうなってしまうケースもある。

極端な例ではあるが、秋葉原無差別殺傷事件の加害者は、このタイプだ。

彼は小学校、中学校と、常にトップクラスの成績だったそうだ。自他共に認める「勉強のできる頭のいい子」で、両親も教育熱心。勉強だけでなく、そろばん塾や水泳教室にも通っていたという。そして、青森県有数の進学校である県立青森高校に合格した。

ところが、彼はそこで挫折を味わった。

それまで、自分は誰よりも頭脳明晰《めいせき》でスポーツもできる、なんでもできる万能で優秀な人間だ、と思いこんでいた。でもそれは、井の中の蛙大海を知らず。熾烈《しれつ》な受験を制して県内から集まってきた優秀な学生を前に、初めて勉強で負けたのだ。そこで負けを認めて、「なにくそっ、今は負けているけれど、がんばって次は勝ってやる！」とがんばれば、逆転勝利も得られただろう。

ところが、**正々堂々と負けを認められなかった**のだろう。こんなはずはない、自分は頭がいいはずだ、こうなったのは周囲のせいだ……。ひたすら無力感へと落ちこんでいったのだ。

その結果、自ら4年制大学への進学をやめ、短大へ進んだ。そこでもまた、負けを認められなかった。彼が、

「大学受験では思うようにはいかなかったけれど、自分の好きな分野を専門的に学べる学校に入れた。将来、好きなことを仕事にできるように、ここでがんばろう！」

と考えて、新たな目標を目指せば、まったく別の人生が拓けただろう。

でも、それができなかった。短大時代も、就職後も、「自分がこうなったのは○○のせいだ」と、常に周囲を恨み、不満を募らせていった。その果てに、自分の人生はもう終わった、未来はない、と凶行へと走ってしまったのだ。

当時まだ25歳。平均寿命が80歳を超える超高齢社会の現在、まだ人生の折り返し地点にも程遠い。きちんと負けを認められれば、いくらでも再チャレンジはできただろう。

■「失敗してよかった」と思うことがポイント

もう1つの道は、**素直に負けを認めて、再スタートを切る**こと。そのとき、「今、失敗しておいてよかった」と思えれば、次の成功率はぐんとアップする。

東大へ多くが現役合格する麻布、開成、武蔵中学を受験したとする。残念ながら不合格。そこで「俺はダメだ」と思ったら、本当にダメになる。でも、

「今、失敗しておいてよかった。これで気がついた。今のままの勉強の仕方ではダメなのだ」

「中学が最終ゴールではない。ここで負けたぶん、合格した連中以上に勉強して大学で逆転してやろう！」

と考えてみる。東大進学率の高い中学校の受験で失敗したということは、それまでの勉強法では、東大受験も失敗する。だったら、どう勉強法を変えればいいか、これからの6年間をどのように過ごせばいいか、それを考えて、効率的に時間を使っていけばいいのだ。

そうすれば、**6年後に逆転できる**。負けや失敗を認められるということは、要するに、負けや失敗が「終わり」とは思っていないということだ。

確かに負けは負けだし、失敗は失敗。ただし、それですべてが終わりではない。

今回負けたら、次に勝てばいいし、今回は失敗でも、次からはそれを分析して、同じ失敗をしないようにすればいい。

負けや失敗は勝利へ転化していけるということを、まず信じることが大切なのだ。それを実行するために、自分は今、何をやればいいのか、6年間をどのように使えばいいのか、冷静に判断し、綿密な計画を立てる。

だから、受験直前の模擬試験でひどい点数だったとしても、そこですぐに受験をあきらめたり、志望校のランクを落としたりする必要はない。

何がどう足りなくて点数がとれないか、分析して改善すればいい。

「ここで悪い点をとってよかった」

「ミスしたおかげでどこを注意すればいいかわかった」

「これで受験は勝てる……」

そう考えられる人は、いつか必ず勝利を得られる。

要は気の持ちよう、同じ失敗でも、負けを認められるかどうかで、未来を変えることはできるのだ。負けを克服したという経験は、その後の大きなエネルギーとなる。

つらい経験を次に生かすことで、間違いなくプラスの人生へと成長していけるのだ。

習慣7

他人も自分もほめる

期待されると能力は伸びる。
ほめ合って、
お互いに伸びる関係を

「ほめられる」から、次へ進める

■アメとムチ、どちらが有効か

受験でも新人教育でも、以前はスパルタ教育が主流だった。

合流する子どもを机に縛りつけて深夜まで勉強させたり、デキない社員を大勢の目の前でどなりつけたり。

どちらも、「何くそっ！」と、負けん気を発揮してがんばることを期待してムチをふるう。子どもや部下が憎いわけではない、愛情から発したムチだ。

しかし、それでは人は伸びない。

私は長い間、ハインツ・コフートの論理を研究している。

自己心理学の始祖である彼によると、人間の心は「野心の極」が最初にできるという。赤ちゃんが初めの1歩を踏み出すと、両親は大喜びをする。ヨチヨチ歩きを始めると、「うわぁ、すごい！」「アンヨがお上手ね」と、ほめてほめてほめまくる。すると、赤ちゃんも嬉しくなる。もっとほめられたいから、さらに歩く。歩く以外のことにも、挑戦する。こういったことを繰り返していくうちに、赤ちゃんの心に、原始的な野心のようなものが次々と生まれていく。

それを、「**野心の極**」と、コフートが名づけたのだ。

一方の親は、「**鏡**」。ほめ続けることで、赤ちゃんの「野心の極」を満足させてあげる鏡になってあげるのだ。

赤ちゃんは、たくさんのことができるようになれば、もっともっとほめてもらえると本能で察知するから、いろいろなことに挑戦しようと思う。

それを繰り返すうちに、「野心の極」はさらにしっかりしたものになり、成熟して、がんばる人間に成長していくのだ。

コフートは、子どもを健《すこ》やかに育てるうえで重要なカギとして、この「野心の極」を育てる「鏡」の機能に注目した。

ほめてほめてほめまくったほうが、子どもが野心的にいろいろなことに取り組み、全力でがんばれるようになるというわけだ。

同時に、もしも子どもが失敗したり不安になったりしても、そこには親がいて温かく見守り、力強く応援してくれるということを認識させる（ここで得られる安心感で、子どもは強くなる。これを「理想の極」とコフートは呼んだ）。この安心感があれば、さらに子どもはがんばれる。

実はこれは、赤ん坊や子どもに限ったことではない。

すでに成長期を過ぎたおとなだって、**心は死ぬまで進化し続ける**。生きる方向性をいつも求めているし、もっともっと自分を伸ばしたいと思っている。そんなときは、叱るよりもほめる。ムチよりもアメ、北風よりも太陽、が効果的なのだ。

では、**誰が大人をほめてくれるのだろう？**

鏡である親はもう高齢だし、自分自身がすでに親になっている場合もあるだろう。家族、友達、同僚にほめてもらうのもいいだろう。でも、それよりも手っ取り早く、しかも効果的なのは、**自分で自分をほめる**こと。もちろん、ときには人にほめてもらわないと、どんどん独りよがりになる危険はあるが、自分を信じ、自分をほめることも大切だ。

「自分なんか」「私にはできるわけがない」と思ったら、力は湧いてこない。本当はできることも、ネガティブな言葉にした瞬間、できなくなってしまう。それよりも、「私だからできる」「私ならきっとできる」と考えたほうが、いい。実力以上の力を発揮できるのは、こういったポジティブで前向きな生き方、自分をほめてあげられる人だ。

■ほめると伸びる「ピグマリオン効果」

ロバート・ローゼンタールというアメリカのハーバード大学の教育心理学者が行った実験で、とてもおもしろいものがある。

小学校1年生から6年生までの生徒に知能テストを行い、その結果を、無作為に2つのグループに分けた。1つのグループは、「やらせたらきっと、将来はもっと知能が伸びるだろう」と、もう一方は、「普通の知能だ」と、担任教師に伝えた。3ヶ月後にふたたび知能テストをしてみると、「伸びる」と指摘されたグループは、そうでないグループとくらべて、実際に学力が伸びた。

この結果は、**人は期待されると伸びる、**できるとほめられればがんばれる、ということを実証している。

子どもたち本人だけでなく、教師の態度にも変化が生じたのだろう。教師は子どもの学力を伸ばすのが仕事の1つだ。伸びるとわかっている子どもには、より熱心になる。ローゼンタールのお墨つきを得た「やらせたらきっと、将来はもっと知能が伸びる」グループの子どもたちには、他の子どもたちとは違う期待をかけただろう。そして、熱心に教育し、結果が出たらほめてあげる。それがうれしくて、子どもたちはもっとがんばる。

生まれつき備わった能力や才能がある。でも、それを100パーセント発揮できるかどうかは、その後の行動で違ってくる。

また、**能力というのは、生まれながらのものだけでなく、その後に育ち開花していくものもある。**

ローゼンタールの実験結果は「**ピグマリオン効果**」と名づけられ、**期待は現実になる**ということを広く知らしめた。

ピグマリオンの由来は、ギリシア神話。自分が作った彫刻を愛してしまったピグマリオンは、神に祈った。その願いをかなえて、神は彫刻に生命を与えた。人間になった彫刻をピグマリオンは妻に迎え、幸せに暮らした、という話だ。

かつて有森裕子《ありもりゆうこ》さんは、バルセロナ五輪女子マラソンで銀メダルに輝いたが、その後、スランプに陥って走れなくなった。それを克服して4年後、アトランタ五輪で銅メダルをとった。メダルの色は銀から銅へ一歩後退したが、有森さんには、自分の持ちうる力をすべて出し切ったという達成感があった。そして、「初めて自分で自分をほめたいと思います」と言った。

自分で自分をほめた有森さんは、その後、幅広い活動を行っている。

ほめれば、次へチャレンジしようという力が湧いてくる。彼女のような大きな結果を出したときでなくていい。何か始めようとするそのときでもいいから、まずは自分をほめる。自分に期待してあげる。そうすれば、実力を100パーセント発揮できるし、信じられないようなパワーも生まれてくるのだ。

「ほめられたいところ」を探して、人をほめる

■お世辞でなく、「ほめの急所」をつく

期待しほめてあげれば、自分がもっと伸びる、魅力的になり、輝きだす。

これは、**他人に対しても活用**したい。

ほめられて悪い気がする人はいない。ほめてくれた人を、好きになる。さらに、ほめられたことで自分が伸びたという結果を実感すれば、ほめてくれたあなたに感謝する。当然、あなたのことをもっと好きになる。こうして、友好な人間関係が育まれ、ネットワークが広がっていく。

ほめるということは、自分にとっても他人にとっても、すばらしいことなのだ。

ただし、やみくもにほめればいいというものではない。

相手が喜ぶ、**ほめの急所を突いてこそ、より多くの成果が得られる。**

同時に、逆効果となってしまう場合もあるので、それは避けたい。たとえば、美人に対して「きれいですね」とほめるのはどうだろう。

誰が見ても美人であるなら、美しさはほめられ飽きているかもしれない。

だから、たいして喜ばないのではないだろうか。

そこで、誰もがあまりほめない所をほめてみる。

たとえば、彼女が、オフィスに落ちていた小さな糸屑を拾ってゴミ箱に入れたとしよう。たまたま、それをあなたが目撃した。

「すばらしい！　美人なだけでなく、心配りができる。それをさりげなくやってしまうところが、あなたの素敵なところだ」

とほめる。容姿ばかりほめられて誰も自分の中身を見てくれないと辟易《へきえき》としていた彼女の心には、あなたの言葉が沁《し》み渡っていく。「誰も気がつかなかった、私の内面を理解し、ほめてくれている」と、一挙にあなたの評価が上がる。

東大生に「キミは勉強ができるね」とほめるのも、ナンセンスだ。勉強ができるから、東大に合格できたのだ。東大生は秀才であることにほめられなれている。でも、だからといって、東大生が全員、エリートコースを歩めるわけではない。勉強ができるうえに、その他の能力も兼ね備えた人だけが、社会で活躍できる。その抜きんでた部分を探して、ほめてあげれば、満足するだろう。

では、誰が見ても美人でない人に、「きれいだね」と言ったらどうだろう。十中八九、怒りだすだろう。見え透いたお世辞では、人を喜ばすことはできないし、伸ばすこともできない。これは、自分に対しても同じだ。ほめどころを見つける、それがほめ上手になる第一歩である。

■性格のいい美人と性格の悪い美人、その差とは何か

美人でも、性格がいい人とそうでない人がいる。

実は、その差は、親や周囲のほめ方によって生じるケースが少なくない。**幼い頃から愛情をいっぱいかけられて育った美人は、ほとんどが、性格もいい人間になる。**無条件で愛され、いつもほめられ、期待されてきたからである。

美人だから親が愛したのではなく、彼女の存在そのものが、親にとって喜びだったから。ヨチヨチ歩きを始めればほめられ、転んだといっては親が喜び、幼稚園のお遊戯が上手だとほめる。どんなときでもあふれる愛情とほめ言葉に包まれて生きてき

た。その結果、他人の好意を素直に受けられる人間へ成長していく。だから、ほめられるのが大好き。「美しい」と容姿をほめられれば嬉しいし、仕事をほめられれば素直に喜ぶ。毎日がいいことの連続で、幸福感に満たされた日々を送れるのだ。

その一方で、**性格に問題ありの美人はどういう環境で育ったのだろう。**

よく見受けるケースは、幼い頃は特別に目立たなかったのに、年齢と共に美しさが際立っていった場合。

身近にも、その典型的な例がある。ふたり姉妹の妹さんだ。

幼い頃から、お姉さんが街で評判になるほどの美人で、小学生のときにはモデル事務所から誘いがくるほど。若い頃は女優さんになりたかったというお母さんは、華やかな世界が好きだったので、早速お姉さんをモデル事務所に所属させ、撮影の仕事などにも必ず同行した。

お母さんは美人のお姉さんが自慢で、お姉さんばかりをほめてかわいがり、その一方で妹のことは、いつもお姉さんと比較して、けなしていた。そのせいか、妹は、いわゆる根暗になってしまい、協調性もなく、友達もできなかった。いじめというほどではないが、クラスでも仲間はずれのような存在。彼女に話しかける人もいなかった。

ところが、中学に入学する頃から、ぐんぐん美しくなり、別人のようになっていったのだ。すると、周囲が一変した。

クラスの男子からチヤホヤされるようになり、女子もまわりに群がるようになった。先生までも贔屓《ひいき》してくる。

ちょうどその頃、高校生で思春期を迎えたお姉さんが、太りだしてしまった。モデルの仕事も声がかからなくなった。すると、お母さんが豹変し、急に妹を可愛がるようになった。それまでと逆転し、妹ばかりをほめて、お姉さんのことをけなすようになった。

その妹は、美しくなったからほめられた。人は自分の内面でなく、顔やスタイルしか見ない。そう思いこんでしまったために、ほめられても素直に喜べなくなってしまった。

それだけでなく、**自分がほめられているのではなく、自分の美しさだけがほめられているのだと思う**し、相手の愛を受け入れられなかったり、あるいは、自分の美しさを鼻にかけるようになりかねない。

不幸な例であるが、同じほめられて育っても、これだけ違う。

どうせほめるなら、上手にほめてあげたい。

自分でも他人でも、上手に、無条件でほめてあげる。特別なことでなく、さりげない魅力を見つけて、ほめる。

それを繰り返していくと、ちょっとしたことでも、ほめるポイントが見つけられるようになる。毎日のささやかな幸せにも気がつくようになり、充足感あふれる日々を送れるようになっていくのだ。

自分自身に魔法をかける

■魔法のサイコロを振ろう

ほめたほうが能力を伸ばせるという話をしても、受験生を持つ親御さんの多くは、なかなか納得できないようだ。

異口同音に、「叱ったあとのほうがテストの点数がよくなる」「テストでいい点をとったからほめてあげたら、油断したのか、たちまちテストの点が落ちた」という。

でも、それは**錯覚**だ。落とし穴があることに気づいていない。

まず、どんなときにほめたのか、思い出してみよう。

テストの点がよかったというのは、何点だったのか。100点満点か、あるいは1問だけ間違えて95点だったとしよう。次もほめてもらうには、それ以上の点数をとらなくてはいけない。95点の人なら100点満点を目指せばいいが、前回100点をとっていたら、それ以上はないのだ。

一方、叱られたのは何点だったのか。50点か、あるいはそれ以下か。こっぴどくかり飛ばしたから、次はがんばって前回より点数が上がったと親は言う。でもそれが60点でも素直にがんばったと喜んでいいのだろうか。100点満点をとった子どもは、次回が100点で1問も間違えていないのに、成績は上がっていない。だからほめられない。50点から60点に上がった子どもは、4割もミスをだしているのに、ほめられる。明らかに矛盾しているだろう。

これは人間が陥りやすい錯覚なのだ。

プロ野球選手で、毎年3割の打率を誇るバッターも、同じような錯覚で見ている。「毎年3割」だから、「いつも3割」とは限らない。調子がいいときも悪いときもあるから、シーズンの間には打率は4割を超えたり、2割に落ちたりしている。ホームランやヒットが続いたり、スランプで全打席アウトになったり。それを繰り返して、最終的に3割になるのだ。

ここに、「魔法のサイコロ」がある。あなたにこれを振ってもらいたい。

そして、「1」「2」が出たら叱り、「5」「6」が出たらほめてあげる。お調子者のサイコロは、ほめられたらのぼせ上がって失敗しやすくなる。でも、叱られればがんばるから、前より大きな数を出す……。でも、やってみると確かにそうなってしまう。冷静に考えればすぐにわかるだろうが、これは魔法でも手品でもない。サイコロで出る数字の確率は6分の1。「1」「2」の後は、「2」「3」「4」「5」「6」が出れば、前回と同じかそれ以上になる。つまり確率は6分の5。反対に、「5」「6」の後は、6分の5の確率で前回と同じか、それ以下の数字しか出せないのだ。

■バーナム効果で自分に魔法をかける

多かれ少なかれ、人間は思いこみをする性質がある。それを証明したするような実験を行ったのが、バートラム・フォアというアメリカの心理学者だ。

彼は学生たちを被験者として、心理検査を行った。その結果から、性格分析を行い、文書にまとめて、学生1人ひとりに渡した。でも、実は**大ウソ**。渡した文書は全員同じものだったのだ。

ところが、7~8割の学生が、「当たっている」と感じた。有名な心理学者だからという権威に対する敬意や、自分のためだけに性格分析をしてくれたという信頼感、

「叱ったあとのほうがテストの点はよくなる」これは本当だろうか？

前回と比較するのであれば、
低い点数をとったほうが **ほめられやすく** **なる**

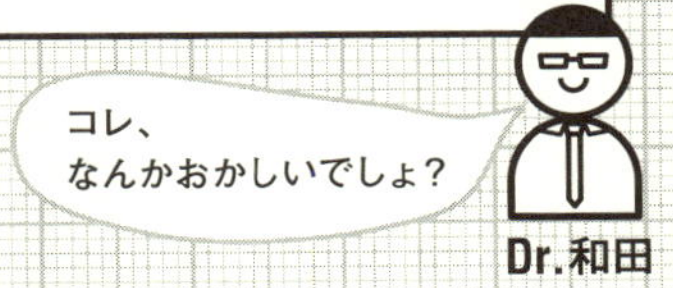
コレ、
なんかおかしいでしょ？
Dr.和田

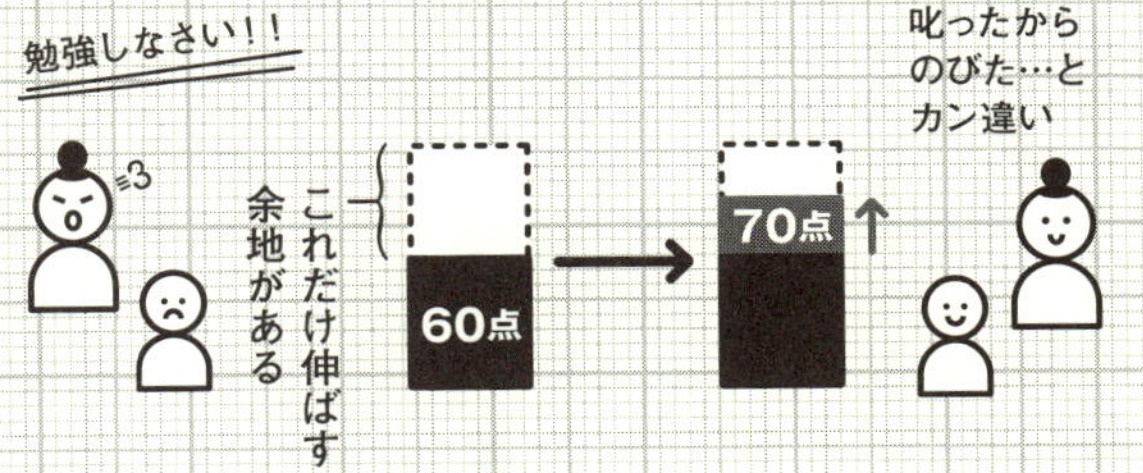
勉強しなさい！！
これだけ伸ばす余地がある
60点
70点
叱ったからのびた…とカン違い

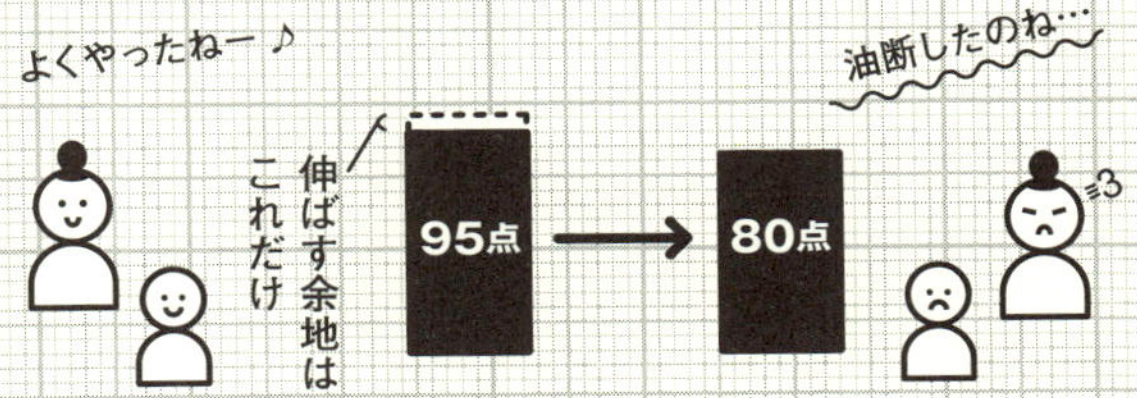
よくやったね一♪
伸ばす余地はこれだけ
95点
80点
油断したのね…

感謝もある。さらに、その性格分析が、ポジティブなものだったことも作用している。「弱みがあっても克服できる」「独自の考えを持っている」など、自分が前向きだと肯定されるほど、人はそうだと思い込む傾向があるからだ。

これをバーナム効果というが、自分をほめるために上手に活用してほしい。なりたい自分を想定して、ほめて激励してあげるのだ。

たとえば、翌月に資格試験が控えているなら、「今日もこんなにがんばった。なんて自分は偉いんだ。人一倍のがんばりやさんだな。これだけ勉強しているんだから、絶対に受かる。明日もがんばれ!」とほめながら、来月、試験に合格して資格を取得した自分を思い浮かべる。

お金持ちになりたいなら、「よしよし、今日のランチはワンコインですんだ。1000円の予定が500円も得したんだから、自分はやりくり上手。きっとお金持ちになれる」と、ほめながら激励してあげる。「自分にはできない」「到底無理」と思うと、後ろ向きの思考になってしまう。ほめておだてて、幸せの連鎖を招くのだ。それにはまず、自分をほめること。ほめればほめるほど、力は発揮できるのだ。

成功する人はみな明るい

■メダリストに異変が起きている

ロンドンオリンピックを見ていて、「やはり」と納得したことがある。

メダルに輝く人は、みんな朗らかに笑っている。

もちろん、競技をするときは真剣なのだが、競技後のインタビューなどでは、明るく元気な発言が目立った。報道陣に向けて、ポーズをとったり、メダルをかじるふりをしてみたり、サービス精神も旺盛だ。

以前は、そういった余裕のあるシーンは、あまり見られなかった。悲愴感の漂う選手も少なくはなかった。国家の代表として多大なる重圧を受けて出場しているのだから、それも仕方なかったのだろう。

極端な例では、その**重圧から自ら生命を絶った**例もある。マラソンの円谷《つぶらや》幸吉《こうきち》選手だ。円谷選手は、東京オリンピックで銅メダルを獲った。自国でのオリンピックでありながら、陸上競技で日本が得たメダルはこの1つだけ。円谷選手はたちまちヒーローと化した。

ところが、それが大きな重圧となり、彼を苦しめ続けた。

「次の目標は、メキシコシティオリンピックでの金メダル」と高らかに目標を掲げたものの、結局、オリンピックが開かれる年の正月明け、自殺してしまった。

真面目で責任感が強い彼は、金メダルという責任を果たせないと思い、最悪の形で責任をとったのかもしれない。

同じような**重圧があっても、最近は少し違ってきた。**

アテネ大会・北京大会共に平泳ぎ100m、200mの金メダルを制覇した北島康介《きたじまこうすけ》選手。北京オリンピックで最初の金メダルを獲得した際のインタビューで、北島選手は一瞬絶句し、口を開いたと思ったら、「なんも言えねぇ!」と語った。金メダル確実と予想されたあれだけの選手でも、その重圧は計り知れないほどだったのかと驚いた。

でも、試合が終われば、明るくおどけてみせたりもする。北京までの4年間も、順風満帆だったわけではない。けがに泣かされたり、国内の試合ですらまったく勝てなくなったりした時期もあった。それでもプレッシャーを跳ね除けて、彼は金字塔を打ち立てた。

さらにその4年後のロンドン大会でも彼はあきらめずに泳ぎ続け、さまざまなトレーニング法を試行錯誤した。メンタル面での強化も図っただろう。個人種目での3連覇は結果的には消えたが、「自分らしい泳ぎができた」と堂々とインタビューに答えていたのが印象的だ。

スポーツも科学の時代。次々と科学に裏打ちされたトレーニング法が開発され、また、勝負に勝つためにはメンタル面も重要であることに着目されるようになった。

それ以前に、円谷選手の悲劇を繰り返さないようにと、オリンピックアスリートへの精神的サポートに力が注がれるようになった。そういったことにもバックアップされ、アスリートたちは筋肉だけでなく、メンタル面でもタフになってきた。それが記録を伸ばすことにつながっているのだ。

■才能は最大限伸ばし、コンプレックスも魅力に転化する

なんでもできて才能があると思われたかったら、苦手なことはスルーして、得意なことだけやっていればいいと、先に述べた。

私はそれを実践して、医師と受験産業の経営者、文筆家、映画監督など、様々な仕事を同時に行う人生を実現した。いろいろなことをやっていると、なんでもできるように思われるが、**実は苦手なことをやっていないだけ**だ。

医師と受験産業は早くに成し遂げたが、映画監督の夢を実現するのには、かなりの時間を要した。でも、あきらめなかったから、実現できた。そして、思いがけずモナコ国際映画祭で4冠を達成した。

最初から海外で評価される監督を目指す人が陥りやすい失敗の1つが、まず英語を磨こうと思うことだ。

英語がペラペラになれば、海外で映画を撮るチャンスも生まれるだろうと考える。たしかに、しゃべれないよりはしゃべれたほうがいいし、ネイティブに通じるくらいペラペラなら、コミュニケーションもラクにできる。

しかし、英語がうまいかどうかと、いい映画を撮れるかどうかは、まったく別の問題である。英語を勉強する時間があるなら、名作と呼ばれる映画を片っ端から見たほうがよほど勉強になるし、世界中を旅して映画の舞台にしたいすばらしいロケーションを探したほうが現実的だ。

欠点のない人間より、長所が光っている人間のほうが、人の心をつかむし、大勢の中にいて目立つ。多くの人が目指しながらも実現できないことに挑戦するなら、なおさらだ。ひときわ輝いていなければ、チャンスは訪れないだろう。

実際、私も受験をテーマにした映画なので、欧米の人にはわからないだろうと思っていた。でも、ヨーロッパの観客がみんな泣いてくれた。日本から出品されたよその映画のスタッフが泣いていないのに「なぜ泣かないの?」と言ったりしていた。

意外に世界の人の感性は普遍的なものだ。

そして、私は発音が悪いままなのだが、映画で賞をとるとみんなが発言を聞いてくれる。やはり自分のできるところで勝負すべきだ。

そのために思う存分ほめてほめてほめまくる。

そして、自分の才能に、大きな期待をかける。すると、夢だったものが現実になり、実力以上の力を発揮できるのだ。

一方で、悪い面にも新たなる光を当てる。自分ではコンプレックスだとずっと思い続けていたことでも、見方を変えれば魅力となることもある。消極的で勇気がないから自分はダメだと思っていたら、「奥ゆかしい人だ」と評価されたり、逆に、いつになっても、でしゃばりが改められないなぁと自分を戒めていたら、「積極的でポジティブなところに可能性を感じた」と、大きなプロジェクトのリーダーに任命されたり。

いちばん身近にいながら、最も未知の存在である、自分。

意外に自分の価値は、自分がいちばん知らないものだ。

どうせなら、その自分のさらなる魅力を伸ばし、新たなる可能性を広げるために、今日から毎日、自分のことを、ほめてほめてほめまくろう。

習慣 8

白黒つけず、グレーでいく

白黒つけたがる人は、
心に「痛み」を呼びこみやすい人

2 分割思考は世界を敵に回す

■周囲の人間を「敵」と「味方」に分ける人

日本だけでも推定約6000万人、将棋（推定約1500万人）や囲碁（推定約1000万人）とくらべてもダントツで競技人口の多いオセロ。縦横8マス、合計64のマス目に区切られた盤上で、2人のプレイヤーが白石と黒石を用いて戦うボードゲームだ。毎年、世界オセロ選手権大会も開催されているほどだから、世界の競技人数は数え切れないほどだろう。

実はこのゲーム、日本発のものだ。

原形が誕生したのは1945年9月、茨城県水戸市。囲碁がよくわからない水戸中学校（現在の水戸一高）の1年生が遊ぶ中、長谷川五郎《はせがわごろう》さんが相手の石を挟んだら取るというルールを発案し、何もかも失ってしまった戦後、みんなが熱中したのだという。その後、長谷川さんが独自にルールなどを練り、1973年、「オセロ」として発表した。

オセロゲームはどちらのプレイヤーが勝つか、必ず結果は2つに1つだから、黒と白でいい。でも、私たちを取りまく物事は、黒と白しかなかったら、たいへんなことになる。

実際、黒か白か、必ずどちらかの判断を下してしまう2分割思考をする人は、**心に「痛み」を呼びこみやすい人**。

こういう人はまず、**周囲にいる人を、敵か味方かに分ける。**

それだけでも当然、人間関係はうまくいかなくなる。敵と判断された人は、いい気分はしない。トラブルに巻きこまれることもあるだろうし、早々にその人のもとを去っていくだろう。だいいち、いったん敵と判断したら、その人のいいところが見えない。仮に味方に入れられても、こういうタイプは、極端な判断をする。ちょっと言い争いでもすれば、たちまち「敵」にされてしまうのだ。

一見、中途半端を許さないメリハリのきいた人間のように思えるが、実際はそうではない。物事をつねに2分割する偏屈な思考パターンに陥っている。

こうなると、**自分で自分の世界をどんどん狭くしてしまう。**当然、信用は失うだろうし、味方もいなくなる。ひとりぼっちになってから気がついても、もう誰も手を差しのべてくれない。

■2分割思考に完全主義が加わると最凶の状態

困ったことに、こういう白黒つけたがるタイプには、完全主義者が多い。

完全にできてこそゴールだから、それ以外は許せない。学生だったら試験で100点をとる、営業マンならトップセールスを樹立してやっと満足できる。たとえテストが95点でクラスで1番だったとしても、不満に感じるだろう。100点満点以外は、価値がないのだ。トップを目指してがんばるのはいいが、余裕がまったくないから、どんどん自分を追い詰めてしまう。その結果、目標をかなえる前にポキッと折れてしまいかねない。

患者さんでこういうタイプの人は、治療のほうもなかなか大変だ。

心の問題は、急ぐと解決しにくい。

深山の氷を溶かすように、時間をかけてゆっくり心をほぐしていく。

ところが、その変化を自分では認めたがらないのだ。表情も明るくなってきたし、前回問診したときとくらべて明らかに変化が見られ、いい方向に治りつつある。でも、完治していない以上、その人にとっては何の進展もない。

完全なコンディションでなければ、治ったと思えないからだ。しまいには、治療に通っているのに「全然治らないじゃないか！」と怒りだす始末になりかねない。

白黒決めたがる文化は、メディアの影響による部分が大きいのではないだろうか。たとえばテレビ番組なら、敵と味方、いい人と悪い人、と、明確に役割分担したほうが、演出的効果が出る。見ている視聴者に伝わりやすいし、視聴者もどちらかに肩入れして自分と重ね合わせることができる。

番組を作っているスタッフや、出演している面々は、実際は、黒と白の間があることを熟知している。

でも、それを出してしまったら、面白味がないし、わかりにくくなると考えている。要するに、視聴者はバカだと決めてかかっているのだ。単純思考をさせて、お手軽にドラマ性を高めていこうとしているような番組が少なくない。

こういう思考パターンに慣らされてしまうと、たとえば知り合いとか、自分の周囲のことも、同じように判断するようになる。

白か黒か、常に決めたがり、白だと判断したものも、1点のシミを見つけたとたん、たちまち、「黒」にしてしまう。これでは一触即発、いつ爆発するかわからない爆弾を抱えたような状況だ。心はただただ疲れるばかり。

テレビに影響されて、まわりにもこの手の人間が多いから、周囲も、あなたに敵だと思われると、あなたのことを敵と思いがちだ。はっと気がついたとき、取り巻いていた周囲の全員「敵」だらけ、ということになりかねない。

グレーを読みとる能力を育てる

■判断力・思考力・発想力の源とは

すべての物事には、さまざまな面がある。

たとえば極端だが、戦争だってそうだ。どちらの国の観点に立つかで、まったく違う見方ができる。一方の立場から見ているだけでは、本質は見極められない。

両国それぞれの立場に立ってみたり、まったく関係ない立場から客観視したり、いろいろな方向から情報を集めたり。それらすべてをやってみて、初めて全体の局面の判断ができるだろうし、それに対する自分の考えも持てる。

ところが、そういった細かなことまで読みとらなくても、とりあえずは、たいていのことがすんでしまう。膨大な情報をもつコンピュータが、「1」と「0」という単純な2つの数字で構成されていることに、通じる部分があるかもしれない。

物事も、好きか嫌いか、得か損か、いいか悪いか、2分割思考で、たいていは進めていける。

ところが人間は違う。コンピュータやロボットがこれだけ進化しているのに、やっぱり人が必要とされるのは、**白と黒の間に存在する「グレー」を読みとる力**があるからだ。この点においては、コンピュータは人に太刀打ちできない。

このグレーの部分を読みとる力があるかどうかは、あらゆることに関連して、ものすごく重要なことだ。

たとえば、原発にまつわる報道にしても、どういうものが危なくて、どういうものは安全だという議論はほとんどなく、原発はありかなしかの2分割の議論に偏っていた。放射能にしても、自然放射能もあるのに、ほとんどのものが危険というような議論が多くて、どこからが安全（あるいは自然放射能と変わらない）かというグレーを考えた議論がほとんどなかった。

でも、このようなグレーを考えないと悩みや不安ばかりがつのってしまいやすい。

世界中のいろいろなことを知っていて、最新の情報をすべて網羅しているからといって、それはあくまで「知識」。「知恵」じゃない。100倍の情報をもっていることよりも、**情報の間に潜むグレーな部分を読みとる力があるかどうか**のほうが、ずっと重要なのだ。

それができるかどうかで、情報の読み方が飛躍的に増える。それどころか、頭の良し悪しを規定できるといっても過言ではない。グレーを読みとる力があれば、観察力は高まっていく。判断力も研ぎ澄まされていく。思考力も豊かになっていくし、発想力はどんどん湧いてくるだろうし、「仮にこうだったら?」と、試行のバリエーションも増えていくだろう。

もちろん、**人間関係を構成していく上でも、「グレーな部分」は重要**だ。

心は数値化できないものだから、むしろ、人間関係はすべてグレーな部分で構成されていると考えたほうがいいかもしれない。そのほうが人間関係をラクに築けるし、人との出会いをプラスに転化していける。グレーを読みとる力とは、人間力とも言っていいかもしれない。

■黄信号がなかったら、いつも危険にさらされる

ひと頃、「赤信号　みんなで渡れば怖くない」というフレーズが流行った。

あくまでギャグであるが、こと人間関係に関して言えば、まさにこれこそ真髄かもしれない。

アンデルセン童話『裸の王様』で、詐欺師にだまされた王様や家来は、「不思議な布」が見えないのは自分だけだと思いこみ、さも見えるかのように服をほめた。裸のままパレードをしているのを見た子どもが初めて、「王様は裸だ！」と本当のことを言うまで、誰もが真実を言葉にできなかった。

これは、**自分だけが嫌われることの恐怖からウソを言っていた**のだ。

しかし、笑いのネタとしてではなく、人間関係において「赤信号　みんなで渡れば怖くない」が実行される場合は、ニュアンスが違う。車がビュンビュン走っている道路だとしても、赤信号だとしても、たくさんの人数で横断歩道を渡れば、人をひいたら大変だからと、運転手が車を止める……のではない。

大多数が「赤信号は進め、だ」と言えば、「そうか、そうだったんだ」と、それが

真実になる。赤は「止まれ」なのに、みんながウソをついて赤信号を渡っているのではない。民主主義だから、多数決が真実。だから、赤信号は「進め」が真実、青信号が「止まれ」になってしまった、というわけだ。

白か黒か、2分割でしか物事を考えられないということは、こういったウソが真実にすり替えられてしまう危険をはらんでいる。

同時にまた、生命の危険もそこにある。車は急に止まれない。青信号がいきなり赤信号に変わったら、慌てて急ブレーキを踏んだって、すぐには止まらない。スピードが速ければ速いほど、止まるまでに長い距離を進んでしまう。あるいは、対向車線に飛び出して、大事故になる危険もある。

信号で安全が守られているのは、赤信号と青信号の間に、黄信号があるから。ブレーキだって、ハンドルだって、遊びの部分があるほうがはるかに安全だ。

人間社会だって、これと同じ。

白と黒の間にグレーが存在するからこそ、人間関係も心の健康も、危険から守られているのだ。

心の荷物《ストレス》を捨て去る考え方

■正直者がウソツキになってしまう理由

白黒2分割の思考パターンが危険であることの1つに、取り返しのつかない判断ミスを引き起こすという問題がある。

それまで白だったものが、ちょっとしたことをきっかけに黒になってしまう。**グレーが見えなかったために、判断ミスをし、白じゃないから黒と判断してしまう**のだ。

特に、人間関係において、こういった判断ミスが起こりやすい。

たとえば、親友同士の間に起こった、こんな問題がそうだ。

同期入社のビジネスマン2人。同じ部に配属され、何となく気が合って、仕事帰りに一緒に飲みに行くようになる。仕事への情熱、将来の夢など語り合ううち、お互いの価値観などがとても似ていることに気がつき、いろいろ相談ごともするようになる。これまで他人に言ったことのないようなプライベートな秘密も明かす。そして、無二の親友へと友情が育まれていく。

そこまで関係が深くなったために、一方が、それまで話していなかったことを告げる。別に秘密にしていたわけではないが、できれば知られたくなかったこと。ただし、さほど重大なことではない。彼の祖父が、その会社の重役と親しい関係だったこと。そのために、入社試験の際、少し優遇されたということだ。

親友という深い関係にまでなったのだから、自分のすべてを知ってもらっておいたほうがいいだろう。これから何十年も付き合っていくのだから、後で「知らなかった」とがっかりされるより、今、話しておいたほうがいい。

そう思って彼は話した。すると、彼の「親友」は顔を真っ赤にして激怒した。その瞬間、2人の関係は壊れた。今や同僚以下、絶交状態にある。

なぜこんなことになったのか。

親友だから、彼はいちばんの「秘密」を打ち明けたのだ。

ところが、打ち明けられたほうは、そうは受け止められなかった。自分を信頼し親友だから話してくれたのに、こう思った。「信頼し、親友だと思っていたのに、**今ま**

でずっと秘密を持っていたんだ、ぼくはだまされていた！」と。

第三者から見ればばかばかしいことだが、本人は真剣だ。なぜなら、その人は、白と黒の2分割思考しかできなかったから。グレーの存在を知っていれば、

「あいつは隠し事をしていたけれど、おおむねいいヤツだから、今回のことは目をつぶろう」

「ちょっとずるいところもあるけれど、これまで俺にはよかったから、合格点だ」

と、多少嫌な点があっても、付き合い続けたはずだ。

「そんなに重大な秘密を打ち明けてくれるとは、本当に自分のことを信頼してくれているのだ」と、さらに関係は深まったはずだ。

しかし、白と黒しか見えない彼は、隠し事のない真っ白な関係だと思っていたのに、彼はウソを言っていた、だから黒だと判断した。信頼して打ち明けたほうにしてみれば、どうして突然、自分が白から黒になったのか、さっきまで親友だと思っていたのに絶交を宣言されたのか、何が何だかさっぱりわからなかっただろう。

同様に、刑罰にあたるような重大なことでなく、友達関係の些細なことで、自分に

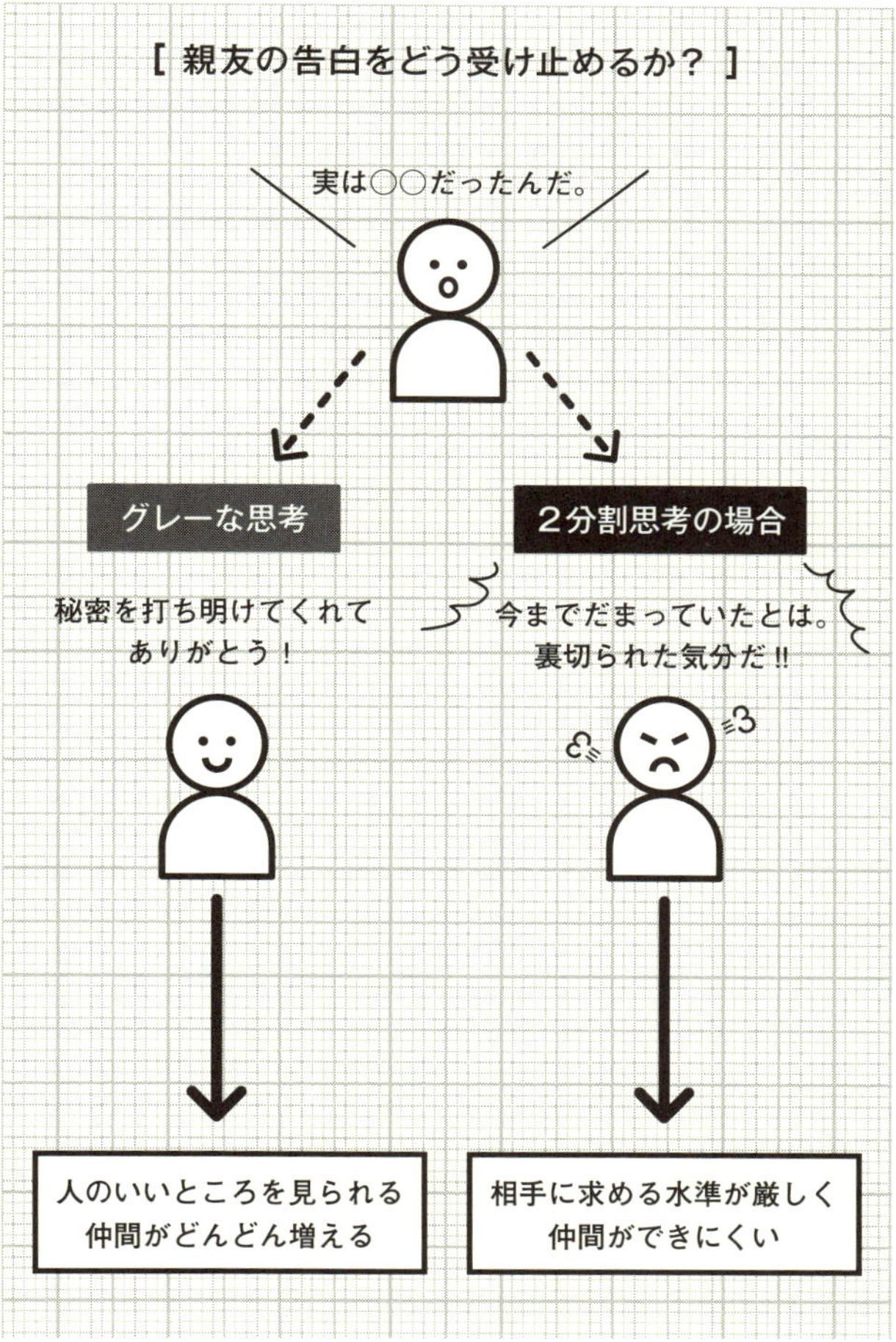

［ 親友の告白をどう受け止めるか？ ］
実は○○だったんだ。
グレーな思考
2分割思考の場合
秘密を打ち明けてくれて
ありがとう！
今まで だまっていたとは。
裏切られた気分だ!!
人のいいところを見られる
仲間がどんどん増える
相手に求める水準が厳しく
仲間ができにくい

罪があると認めたとたん、悪者にされたとしたらどうだろう。

だったら、ずっと認めなかったほうがいい。ウソをつきとおしたほうがよかったということになる。罪を隠しウソをつきとおしたら「白」で、罪を認めて正直に話したから「黒」なんて、ありえない矛盾だ。社会に出てから親友を得るというのは、稀有《けう》のこと。本来なら生涯の親友になり得た2人にとって、悲劇である。

■天才は99パーセントのグレーから生まれる

グレーの存在に気がつかないために起こる悲劇は、判断ミスだけでない。**発想力、思考力、試行力、あらゆる創造性の源に、グレーが存在**する。

極端な話、白と黒しかなかったら、私たちは、インターネットはもちろん、電話も電気もない生活をしていたかもしれない。

電話や電球を発明し、今のように自由に電気が使えるように事業化したのは、発明王トーマス・アルヴァ・エジソンだ。彼の最初の発明とされているのは、自動電信機。駅の夜間電信係として働いていた10代のとき、夜を徹して1時間おきに信号を送ることが彼の仕事だった。信号を送るということは、彼が起きている、つまり働いているということ。もし信号が届かなかったら、彼は眠りこんでしまい、仕事を放棄したということになる。働くかさぼるか、白か黒かである。

ところが、エジソンは白でもなく黒でもなく、仕事を成し遂げた。時計を使って、自動的に電信機が信号を送る機械を作ってしまったのだ。だから、眠っていても、任務は遂行できた。

天才は1パーセントのひらめきと99パーセントの汗、と言われるが、エジソンの発明がまさにそれだ。

「これでだめなら、次はこうやってみよう」

「これでもだめか、じゃ、あれならどうだ」

試行錯誤しながら、白と黒以外のあらゆる方法を試してみた。そうやって何百何千という失敗の末に、すばらしい発明が次々と誕生していったのだ。

99パーセントの汗は、すべて、少しずつトーンの違うグレーとの取り組み。明るいグレイもあれば、限りなく黒に近いグレーもある。

白と黒、そして無限のグレーがあることを知っていたからこそ、発明王になれたのかもしれない。

「複眼思考」で生きる

■グレーゾーンを注視するとチャンスをつかめる

チャンスを上手に生かせる人間も、さまざまなグレーの存在を知っている人だ。白と黒の2分割思考の人は、チャンスを逃す。目の前にあるチャンスに気がつかない。見えずにそのままスルーしてしまう。

チャンスを逃すだけじゃない。世の中の常識や、既成概念でしか、物事を見られなくなる。だから、最初から結果を出してしまう。考えを広げたり、仮定を立てて試してみたりということもしない。新しいことを生み出そうとはせず、**すでに使い古したもののなかでしか生きられなくなってしまう**のだ。

なぜなら、1つの問題には1つの答えしかないと思いこんでいるから。

オール・オア・ナッシングで、白でなきゃ黒、どちらでもなければナッシング、と結論を出してしまう。物事には1面しかないと思っているから、真正面にあるチャンスには気がつけても、横や後ろにちょっとずれただけで、見えなくなってしまう。「チャンスの神様は前髪しかない」と言われるが、これは、白黒2分割の思考パターンをする人のみに当てはまること。

グレーの存在を知っている人なら、神様の全方向に髪の毛が見える。耳の脇に生えた髪もつかめるし、神様が通り過ぎた後に、後ろ髪をつかまえることだってできる。**四六時中、チャンスの中に生きられる**のだ。

何か問題に直面する。

2分割思考の人は、白か黒か、必ずどちらか1つの結論を出す。そして、2つに1つを決めるのだから、ゆっくり結論を出せばいいのに、結論を急いでしまう。

逆にいうと、**早く結論を出さないと気持ちが悪いタイプの人が2分割思考に陥りがちだ**。グレーに気がついた人は、白でも黒でもないものをグレーと判断する。さらに、グレーにはトーンやバリエーションが限りなくあることを知ったら、発想力、思考力、試行力など、あらゆるクリエイティブな機能を発揮して、未知のものを引き出すこともできる。こういう人こそ、人生をいつもプラスに転化できる心の持ち主なのだ。

■たくさんの眼を持つ複眼思考で行こう

解放された自由な心で、チャンスを生かし、人生を前向きに生きていく。

そのためには、オール・オア・ナッシングではなく、オール・オア・オール。白と黒の間には、さまざまな色調のグレーがあることを知る。2次元に描かれた円も、3次元の多面体に見える。そんなふうになれたら、最高だと思う。

それにはどうすればいいか。私は、**複眼思考で毎日を過ごすこと**を心がけている。まず、基本となる考えは、**物事にはさまざまな面があり、多様性に富んでいる**ということ。その上でたくさんの眼を持って物事のさまざまな面を見る。

さらに、自分とは異なる別の眼もあることを知る。他人の眼を借りて、立場や環境の違う人から見たらどうなのか、調べてみる。答えは1つでなくてもいいし、結論が出なくてもいい。つねに複眼思考で向き合うと、昨日より今日、今日より明日、もっと眼の数が増えて、さらに複眼思考に磨きがかかっていくことが大切なのだ。

こう説明すると、難しいように感じるかもしれない。あるいは、人間はトンボじゃない、ステレオタイプの単眼でしか見られない、とあきらめるだろうか。

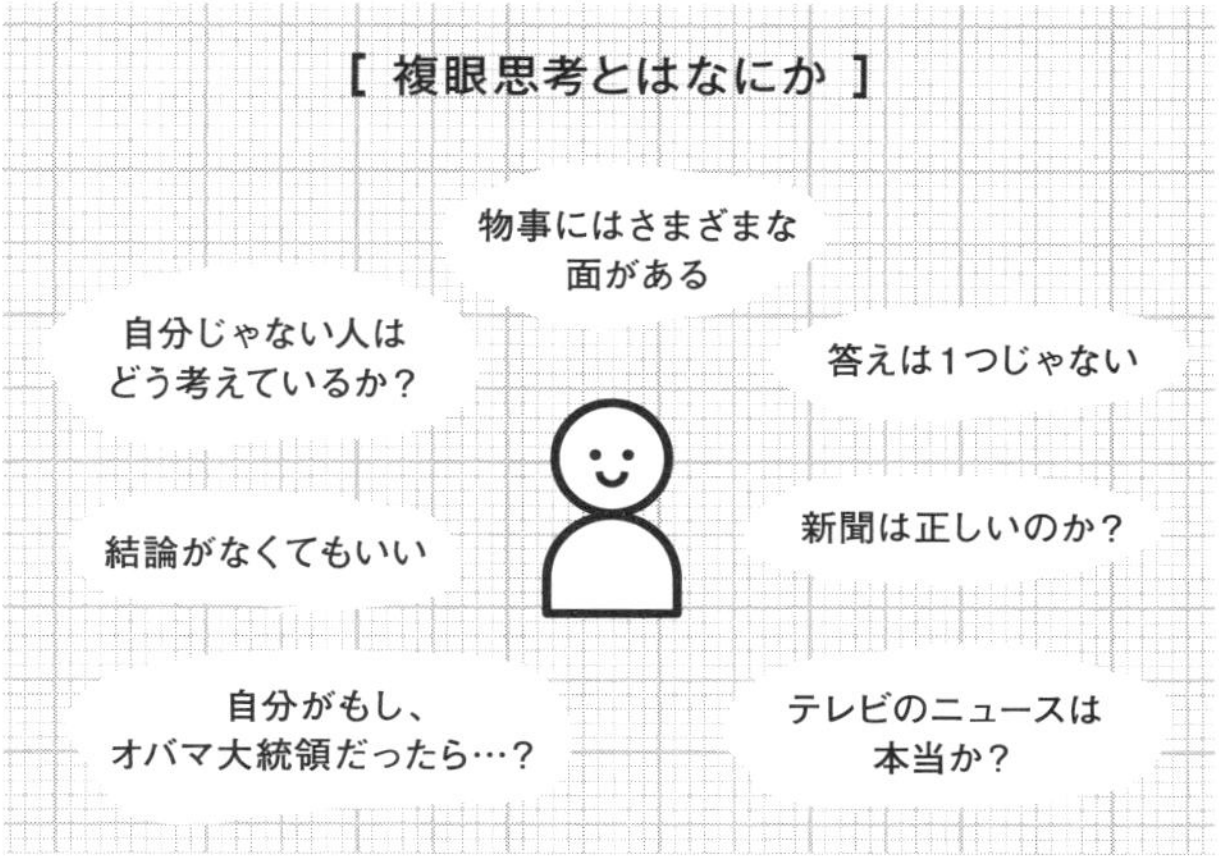
[複眼思考とはなにか]
物事にはさまざまな面がある
自分じゃない人はどう考えているか？
答えは1つじゃない
結論がなくてもいい
新聞は正しいのか？
自分がもし、オバマ大統領だったら…？
テレビのニュースは本当か？

確かにトンボの眼を借りてきて、複眼で何かを見ることはできない。でも複眼思考とは、脳や心の中に育てるもの。トレーニングして磨きをかけるのは、実はとても簡単なのだ。

それは、**意識を変えるだけ**のこと。

たとえば、テレビを見たり、新聞や本を読んだりするときに、能動的な眼で接することを実践してみる。

テレビで発言する人や、新聞や本に原稿を書く人は、すべて自分の考えを伝えようとしている。それを1つの意見として聞くのはいいが、鵜呑みにする必要はない。自分には自分流の考えがある。だから、まず見て聞いて読むけれど、そこで疑問に思ったことや、納得できないことは、とことん考えてみる。その後で、自分なりの結論を出してみる。

大切なのは**自分の考えや結論が正しいかどうかではなく、多様であるかどうか**だ。

要するに思いつけるだけ別の意見を考えてみる。

特に複眼思考が苦手だなと感じるなら、否定的立場からアクセスしてみるのもいいだろう。**ニュースキャスターや新聞記者の意見を、まず否定してみる**。それを起点に、ではどういう考え方ができるかを検討してみる。

また、別人になりきって、行動してみるのもいいだろう。もし自分がエジソンだったらどう考えるか、オバマ大統領だったらどんなアクションを起こすか、本人になりきってみる。1つのことを、さまざまな立場の人の心境になって、いろいろと考えてみるのは、自分をより豊かにするうえでも、とても有効だ。気がつくと、**思考パターンのバリエーションが驚くほど増えている**だろう。グレーの数も無限大になる。

白と黒の間にはグレーが存在すること、そのグレーは無限数であること、それらと複眼思考で向き合うこと、今日からこれを実行すれば、人間関係はラクになるし、人生はもっともっと楽しいものになっていくのだ。

習慣9

1週間に3つ、楽しみを見つける

欲張らないけど、期待する。
なんでも楽しむ気持ちを忘れずに!

まずは週に3つを目標に

■欲張らないで、楽しむ

苦手なクライアントのところに営業に行く、嫌いな上司に1日同行するなど、やりたくないことがある日は、朝から気分が憂うつになる。それどころか、実際に体調まで悪くなってしまった、という経験はないだろうか。

その反面、お目当ての人がいるクライアントへの営業や、憧れの上司と一緒の仕事となると、前夜からウキウキ気分。仕事でも、実力以上の結果を出してほめられる。

子どもが、苦手な科目がある日の朝に発熱して、いつも寝坊しているのに、遠足の日は目覚まし時計が鳴る前に目を覚ますのと同じだ。

楽しいこととの前には気分が高揚し、これからいやなことをやらなくてはならないと思っただけで具合が悪くなる。子どもも大人も関係ない、これは人間の習性なのだ。

だったら、**いつも何かお楽しみを作って、気分を高揚させておく**といい。毎日楽しいことが待っていれば、前夜から期待で胸がはずみ、上機嫌で目覚められる。現実的に毎日は無理でも、**1週間に3つ**くらいなら探せるだろう。馬の鼻面ににんじんを下げるではないが、3つを目標に、何か楽しいことを見つけて、その週のお楽しみにするといいだろう。

そのお楽しみは、**ちょっとしたサプライズがあるといい**。

ものすごく大きなお楽しみや夢だと実現させにくい。お楽しみが叶わなかったら、がっかりして、気分が沈んでしまう。かといって、あまりに小さなお楽しみでは、効果は薄い。週を重ねるごとに、気持ちが高揚しなくなってしまうだろう。

私は毎週、ちょっとした自分へのお楽しみを用意しておく。たとえば、娘たちに留守番を頼んで、妻とふたりのレストラン・ディナーを予約しておいたり、見たい映画の前売り券を買っておいたり。

こういった特別なことでなくても、忙しくても木曜日の10時以降はこれに、と趣味の本を読む時間を設定しておく、仕事の帰りに買い物をする、など、ささやかではあるが、私にとってはお楽しみの1つだ。仕事がはかどった夜には、家にある、ちょっと飲みたかったワインをあけることも多い。

そして、大きな仕事を終えそうなときや、目標を達成する直前には、それを叶えたあとの自分へのご褒美を用意する。ディナーの予約にとっておきのワインをオーダーする、高級ブランド店でスーツをつくるなど、いつもはしない贅沢なプランを用意する。すると、それを楽しみにがんばれる。最大限のパワーを発揮できるのだ。

欲張ってあれこれお楽しみを考えると、計画倒れに終わりかねない。だから、欲張るのも無理も禁物。

でも、「どうせ自分には楽しみなんかない……」というふうに、あきらめたら、何も始まらない。

月曜日は花屋で花を買って帰り、部屋に飾る。好きなスポーツの中継がある日は、早く帰宅してビールを飲みながら観戦する。

どんなに忙しくても、月に1度は、丸1日趣味に没頭する。寝たいだけ寝るでもいい。1週間に3つを目標に、楽しいことを自分のために用意してあげよう。

■あなたの「気持ちを高揚させてくれるもの」は？

ゴルフが好きな人がいれば、釣りのほうが楽しめる人がいる。スポーツを応援するのでも、野球がいいという人もいれば、サッカーじゃなきゃ、という人もいる。人はそれぞれ好みがあるので、楽しいと思えるものもいろいろだ。

でも、**忙しい毎日を送っているうちに、自分の楽しみが何かわからなくなってしまうことも少なくない。**あわただしく時間に追われているために、見失ってしまっていること。日常的にやっているために、本当は大好きだったことなのに、それを楽しむ感覚が鈍化してしまっていること。実はとても楽しいことなのに、うっかりそれに気がつかないということもあるかもしれない。

1週間に3つも楽しいことを見つけられないという人は、**1度立ち止まって、自分の毎日を振り返ってみるといい**だろう。

あわただしい朝でもこれだけは譲れない、とインスタントでなくドリップでいれて飲むコーヒー、通勤時間に読む本、会社のデスクから見える風景……あぁそうだった、と思うことが何かないだろうか。

当たり前のことになってしまっているから気がつかない楽しいこと、それを再発見することだって、楽しみの1つになるのだ。

また、ちょっとほっとする時間などを、ちょっとしたサプライズを含んだ楽しみにするための演出を工夫するのもいい。

たとえば、お酒が好きな人。ビール党、日本酒党、焼酎党などいろいろいるだろうが、ただ飲んで酔っ払うだけで終わらせず、ちょっとグラスに凝ってみる。あるいは、酒のうんちくが書かれた本を読んでみる。あるいは、週末のゆっくりできる夜、自分で酒に合う肴をつくってみる。お酒を飲むのが好きなら、それにプラスアルファの楽しみを用意してあげるのだ。

コーヒーや紅茶が好きなら、豆や葉を何種類か常備して、「さて、今日の私はどんな気分かな」と、豆・葉選びを、ティータイムの前の楽しみにする。

朝と夜は、飲む器をかえてみる。コーヒーや紅茶のときによく食べるいつものお菓子にかえて、めずらしいスイーツを取り寄せしてみたり、ドライフルーツやナッツを合わせてみたり。楽しい時間がいつのまにかマンネリ化しているなら、ちょっとしたサプライズや演出で、楽しみをふくらませてあげるのもいい。

自分では見過ごしている好きなこと、楽しいことを探してみるのもいいだろう。何かするたびに、自分に問いかけてみる。

[和田式「サプライズ」なお楽しみ]

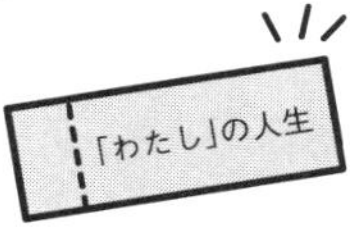

観たい映画の
前売りを買っておく

妻とふたりの
レストランディナー

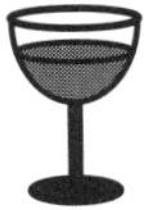

お気に入りの
ワインを飲む

10時以降は
好きな本を読む

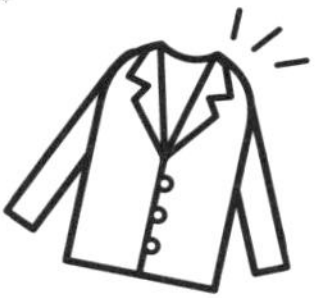

高級ブランドで
スーツを仕立てる

「これって、楽しい？」

もちろん、ＹＥＳのときもＮＯのときもある。でも、ＹＥＳがまったくないわけではないだろう（そうだとすればうつ状態の心配をしたほうがいい）。

すると、いろいろな「自分の楽しみ」が発見できる。やがて、目標の３つどころか、１週間が７日間では足りないくらい、楽しみが増えていく。すると、いつも気分は高揚し、人生を楽しめる。

気分よくいろいろなことに取り組めるから、成果もあがる。心は解放され、人生はどんどんいい方向に向かって広がっていくはずだ。

いやなことを上手に忘れる方法

■つらいことほど印象に残りやすい

脳は忘れるように設定されている。

そうでなければ、情報が処理しきれない。1日のうちでも、目にすること、耳から聞くこと、手で触れたものなど、さまざまな情報がたくさん入ってくる。感情の起伏もある。

それらがすべて記憶されていくとしたら、コンピュータにたとえれば巨大なハードディスクがないと不可能だ。新しい情報がくると上書きされて思い出せなくなるという説もあるが、意識して覚えようとしなければ記憶にのぼるようにできないし、それも、繰り返し反復して思い出さなければ、やがて記憶が引き出せなくなる。

死にたくなるような絶望から立ち直ることもできるわけで、**忘れる能力があるから**

こそ、人間の健康は保たれているともいえる。

そうはいっても、うれしいことにくらべて、悲しいことやつらい体験、苦しかったことなどは、長く記憶に残っていく。

悪いことほど、印象が強いからだ。それをいかに断ち切るか。つらい記憶を引きずると、ますますつらくなるだけで、得することは何もない。人生そのものが、つらく、苦しいものになってしまう。

そうならないためには、人間の特性である**「脳は忘れる」を大いに発揮して、悪いことを上手に忘れていけばいい**のだ。

どうしても気持ちが引きずられがちだったら、やらなくてはいけないことを見つけて紙に書き出し、優先順位をつけて、上から順番にやっていく。集中して夢中になるにつれて、悪いことはどこかに消えているだろう。あるいは、何も考えずに体を動かしてみるのもいい。天気がよければ外に出て軽いジョギングか散歩をする。

スポーツジムの会員になっているなら、トレーニングをして汗を流す。お風呂やシャワーもいいし、部屋の窓を全開にするだけでも、ずいぶん気分は晴れるだろう。上手に気持ちを切り替えて、悪いことは忘れる、そして、いいことを探す。

これを重ねていくと、やがて、日々の中のちょっとしたことにでも、喜びや幸せを見つけることができるようになる。

すると、不思議と悪いことはすぐに忘れられるようになっていくのだ。

■居心地のいい場所をつくる

あなたはストレスがない人間関係に恵まれているだろうか？　毎日がつらい、いいことなんか何もない、という人の多くは人間関係の問題を抱えている。

たとえば、会社や学校でいじめられているとか、ママ友との付き合いがつらい、舅《しゅうと》や姑との関係がうまくいっていないなど。

もしも自分が今いる場所の居心地が悪かったり、人間関係がいやだったりするなら、どこか別の世界へ行けばいいのである。そんなことといったって会社や学校は簡単にはやめられない、というのであれば、居心地のいい別の場所をもう1つ見つければいいのだ。

「自分の場所はここしかない」と思いこむから、つらく苦しくなる。

「いやなら別の場所へ行けばいい」と考えれば、ふっと気持ちがラクになるだろう。

そして、それを実行することは、決して難しいことではない。それが実行できない人は、人から嫌われるのを恐れているのではないだろうか。大嫌いな上司や友達なのに、嫌われたくはない。あるいは、逆らってしまうとさらにいじめられるのが怖いのだろうか。

自分に危害を加える人間に振り回されているばかりでは、ストレスはたまる一方。ますます、つらくて悲しい毎日が繰り返される。

どうせ嫌われていやがらせをされるなら、早々に逃げ出すか、あるいは、とことん無視すればいい。

それを**恐れてすくんでいるだけでは、何も変わらない。**

まず、シミュレーションしてみてはどうだろうか。

「上司を無視したらどうなるか」

「いじめを先生につげたらどうなるか」

「ママ友との付き合いを断ったらどうなるか」

「姑に口答えをしたらどうなるか」

せいぜい、悪口を言われたり、話しかけてもらえなかったり、仲間外れにされたりするくらいで、たかが知れている。

今とたいしてかわらないのだから、無視すればいい。それよりも、もっと自分と合う人を探す、興味を抱けるコミュニティに参加する、楽しい居場所を見つける。早速、それを今日から実行してはいかがだろう。

どうしても今の環境を変えられないという場合、時間の経過を見守るというのも、一案。人間の心はその時々で変化していく。**いじわるな上司や同級生、うざったいママ友や舅・姑にも、いつか変化が訪れる。**もしかしたら、あなたの最大の理解者となるかもしれない。

逃げられなければ、時に任せてその場をしのぐ。受動的ではあるが、それもまた、自分の居心地のいい場所をつくる1つの方法だ。もちろん、相手のやっていることが暴力やストーカー行為のような犯罪レベルのものであれば、警察に訴えるのは当然だが。

毎日を楽しめる人ほど元気で長生きする

■ハッピーは免疫細胞を活性化する

医療は日進月歩で進化している。

医師不足や受け入れ拒否、救急車など、さまざまな問題はあるが、30年前なら命を落としていた病気が、ずいぶん助かるようになった。

脳卒中や心臓病の発作を起こしても、すぐに大きな病院で手当てが受けられれば、かなりの確率で助かる。野球のボールが当たって心臓停止した高校生が、AED(Automated External Defibrillator「自動対外式除細動器」)ですぐに措置をしたために、蘇生した。AEDの普及により、体育の授業やマラソン大会、駅などで発作を起こし、心臓が一時停止した人の多くが助かっている。

しかし、どうしても撲滅できない病気もある。厚生労働省「平成16年人口動態統計」によると、死因順位別死亡総数に占める割合の第1位は、「悪性新生物」で死亡数は32万358人、全体の31・1パーセント。2位の「心疾患」15・5パーセントと3位「脳血管疾患」12・5パーセントの合計よりも多くを占めている。

悪性新生物とは、がん。心疾患や脳血管疾患は、生活習慣を改善することである程度の予防ができる。でも、がんは難しい。解明されていない部分もあるし、突然の発症、あるいは、見つかったときには、すでに手遅れだったというケースも多い。

がんの予防法については、意外なほどわかっていない。ただ、老化がからんでいることと、免疫機能が大切だということは、ある程度のコンセンサスが得られている。

そこで興味深い説が提唱されている。

それは、**コレステロールが高めのほうが、がんのリスクが減る**というものだ。実際の調査でも、その結果が出ている。コレステロールが免疫細胞を活性化するので、がんを予防していると解釈され、実際、データでも少し太めの人が健康で、長生きすることがわかっている。

コレステロールは、メタボリック症候群の大敵だと言われてきた。コレステロールを減らすようにと、医師から口うるさく言われている人も多いのではないだろうか。

その憎き悪者であるはずのコレステロールが、私たちをがんから救ってくれるというのだから、意外だろう。これに関しては、さまざまな意見があるし、がんという病気自体が解明されなければ、結論は出せない。

しかし、**免疫機能が活性化されれば、がんになりにくいということ**は前述のように優勢な説になっている。免疫機能を高めるのに、自分でも簡単に実行できることがある。**「楽しい」「幸せだ」と思うと、免疫機能は活性化される**のだ。欧米などを中心に、いつも笑うことや、部屋中にピースマークや笑顔の写真を貼って、がんを克服しようとする活動がある。これも、目的は、免疫機能を高めることなのだ。

■気持ちの持ち方次第で、人生は楽しくできる

「免疫」とは、病原体やがん細胞などを発見したら直ちにやっつけて、体を守る機能のことである。

ウイルスが体内に入っても、風邪をひく人とひかない人がいる。免疫能力が高ければ、すぐにウイルスを認識してやっつけるから、風邪をひかない。低ければ、ウイルスに負けて病気になる。本人たちの知らないうちに、体内でウイルスとの壮絶な戦い

が繰り広げられているのだ。

免疫機能を活性化する方法は、栄養バランスのよい食事をきちんと摂る、規則正しい生活を送る、適度な運動習慣をもつ、質のいい睡眠を適正時間とる、など、いろいろある。その中でも、**「心」によるものが大きな比重を占める。**明るく楽しく毎日をポジティブに生きている人は、免疫機能が常に活性化されているとされている。

実際は同じくらいの年齢・体調でも、「自分は健康だ」と思っている人と、「自分は体が弱い」「病気がちだ」と思いこんでいる人をくらべると、**病気になるリスクは、断然、健康だと思っている人のほうが低い**というデータがある。また、そういう人ほど長生きだし、寝たきりになりにくい。

毎日楽しく過ごすことが、健康や長生きにつながるなら、これほどいいことはない。

イソップの童話『アリとキリギリス』では、大好きな歌を歌って毎日おもしろおかしく遊んでいたキリギリスは、冬になり食べ物がなくなると雪の中、空腹で震えるしかなかった。でも、現代社会では、**キリギリスタイプは、健康長寿で人生を謳歌できる**ようだ。

うつ病問題が深刻化する現在においては、なおさらである。

必要以上に我慢をし続けることはない。

つらい、苦しいと思ったら、そこから逃げていいのだ。

逃げたら負けだと考える必要はない。真面目な人、完全主義者ほど、つらい中でがんばり通そうとして、その結果、うつになったり健康を損ねたりする。もちろん努力することは大切だけれど、度を超えたらデメリットばかりが降りかかってくることもある。アリのように一生懸命働くのもいいが、キリギリスのように楽しく歌って暮らす時間を、毎日の中に組みこんでいくこと。ハッピーな時間がハッピーな人生を生むのである。

小さなハッピーに気づくか気づかないか

■早起きは三文の得

最近、起床時間が早くなった。50代になってきたという年齢的なこともあるだろうが、朝の時間を有効利用すると、1日がより充実することを実感したからだ。

だから、仕事で外出する日も、家で執筆する日も、早朝に起きる。そして、本を読んで勉強をしたり、興味のあることを調べたり、あるいは、意欲がもりもりと湧いてきたなら、朝食前に一仕事終えてしまうこともある。

毎朝、目覚まし時計が鳴る前に気持ちよくすっきり目覚められる朝型人間もいれば、夜中までパワフルに活動できるのに、朝はどうしても苦手という夜型人間もいる。どちらのタイプかによって自分で調整すればいいのだが、可能であれば、私は、**朝型生活にすることをおすすめ**する。

なぜなら、ゆとりのある朝の時間を持てる人のほうが、毎日を楽しく過ごせるし、仕事や勉強でも力を発揮するケースが多い。

それは、心にもゆとりが生まれ、「さぁ、今日1日、充実した時間を過ごすぞ」という取り組みができるからではないだろうか。朝食前にある程度、仕事が片づいていると充実感も違うし、あとの気分もラクになる。

反対に、寝坊して、朝食もとれずに外出した人は、朝のスタートから慌ててしまう。いろいろなことにも準備不足になりやすい。電車に乗り遅れてますます焦ったり、会社や学校に遅刻したり。余裕がないと、ミスも発生しやすくなる。

動物学的見地から見ても、朝型のほうが理にかなっているのである。

一般的に生物は太陽と共に活動するように遺伝子レベルで設定されているようだ。文化が進んで家に住めるようになり、灯りをつけられるようになったから、暗くても起きていられる。でも、長い人類の歴史から考えたら、そんな生活ができるようになってからはまだ一瞬。本来の力は、やはり太陽が天高くのぼりつめた時間に発揮できるのだ。

もう1つ、**夜型人間というのは、自律神経の切り替えがうまくいかなかったり、働**

きが悪かったりするケースが比較的多くみられるようである。

自律神経とは内臓をはじめ精神に至るまで、人間の体のさまざまな部分をコントロールするものだが、交感神経と副交感神経の2種類がある。交感神経は体を活動的にさせる。昼間の起きている時間や、緊張しているときに働く。一方、副交感神経は夜寝ているときや、リラックスしているときに作用する。

しかし、現代人には、自律神経の乱れが多くみられる。不規則な時間やストレスなどにより、交感神経と副交感神経がうまくバランスがとれなくなってしまうからだ。原因のわからない頭痛や肩こり、便秘、下痢など、実は自律神経の乱れからくるものだったということも少なくない。

充実した毎日を楽しく過ごす、さまざまなことに感動することにも、自律神経は関係する。

優秀なスイッチを持ち、交感神経と副交感神経がきちんと切り替えられる人ほど、気持ちが前向きになれるし、楽しみも見つけられる。「早起きは三文の得」とはよくいったもので、自律神経の切り替えにもいいし、また、短時間でも集中できる。だまされたと思って、明日から早起きを心がけてみてはいかがだろう。

■つまらないと感じる前に好奇心を刺激しよう

人生に満足している人ほど、行動力がある。おとなしそうに見える人でも、どこかに底力を感じる。

「こうしたい」と思ったことに対して、自分なりに挑戦し実行しているから、満足できるのだ。それは、小さなことでもいい。「今日は仕事を6時までに片づける」、そう決めたら、時間を有効に使う。途中、ちょっとしたアクシデントで時間がとられてしまったら、ランチはレストランには行かず、サンドイッチですます。デスクで仕事をしながらのあわただしい昼食になってしまったが、そこでロスした時間を調整できたから、結果、予定通り6時に仕事を終えられる。

このように、自分に満足できると、人生も満足したものになる。楽しさにあふれる。行動力を発揮して、前向きに毎日取り組んだほうがいい。

ただし、そういう行動力のある人が、天性の才能に恵まれているわけではない。それぞれ、**自分の気持ちを維持するための努力をしている**。誰だって、ふっと力が抜けてしまうことがあるし、どんなに奮い立たせようとしても、気分がのらないときがある。何もかもつまらなくなって、投げ出してしまいたくなることもある。

そういったとき、どうすれば気持ちを立て直せるのか。

簡単にリセットするには、早めの対処がいちばんだ。

どんなに遅くなっても手遅れで打つ手がないということはないが、でも、リセットタイムは、対処が早いほど短くてすむ。遅れるほど、時間がかかる。だったら、早めを心がけるのが手っ取り早い。つまらなくなりそうだなぁ、ちょっと飽きてきているな、と思ったら、そのまま続けない。1度ストップして、何か自分の好奇心が満たされるようなもの、方法を、探してみる。それでも見つからなかったら、試しに強い刺激を与えてみる。風邪を長引かせる前に、注射を打って治すようなものだ。

人は、慣れてしまうと、心が沸き立たなくなる。楽しいことが当たり前に感じ、感動しにくくなってしまう。

そんなとき、まったく違う角度からものごとを見てみる。あるいは、別のジャンルのことに取り組んでみるのもいいだろう。自分では予想できないような結果に遭遇するよう、新しいことを試みる。そうやって好奇心をかきたてると、マンネリしてつまらなくなっていたものも、斬新に見えてくる。興味がひかれる。再び行動力を発揮してことにあたれるようになる。

毎日フランス料理のディナーばかり食べているグルメな人は、ちょっとやそっとのごちそうでは驚かない。ところが、まったく違うジャンルの食べたことがないようなもの、たとえば、タイの屋台で立ち食いする麺など、実に刺激的で、驚くだろう。

小さなハッピー探しから始めて、毎日を楽しむ。そろそろマンネリになりそうだなと思ったら、別のものにも目を向けてみる。退屈を感じる前に、好奇心を刺激する。

目標は1週間に最低3つ以上。

楽しいこと探しが、あなたに、かつてない充実と感動を与えてくれることだろう。

おわりに

考える前に、一歩踏み出してほしい――

最後までつきあってもらって本当に嬉しい。

本書は、私が日ごろ考えていることを、あれこれと書き綴ったために、多少まとまりに欠けるところもあるし、言っていることが矛盾しているように感じられたところもあるだろう。

ただ1つ、確実にいえることは、人間というのは、そんな単純なものでないし、理屈どおりにいく生き物ではない、ということだ。

森田療法を作った森田正馬氏は、自らが神経症を患い、自分が治った経験から森田療法を編み出していく。当初は、症状に注意が向くから、よけい敏感になって症状が悪くなるという悪循環のモデルを重視していたが、治療を重ねるにつれ、矛盾だらけで理想どおりにいかない「ありのままの自分」を受け入れることの重要性を説くようになっていく。

難しいことを考えるより、まずやってみることだ。

頭の中で考えるから、どんどん悩みが膨張していく。世の中、すごいいい人もそういるわけではないが、そんなに悪い人だらけでもない。

何度も言うが、これは悩み事の解決だけでなく、仕事でも勉強でも同じだ。うまくいく人間というのは、この手の「わりきり」がいい。だから行動がスムーズだし、全部成功するわけではないが、いくつか成功するので、成功しているように見える。

最近、とある雑誌に頼まれて、私の主宰する緑鐵受験指導ゼミナールの学生約100人にアンケートをとった。4人に3人は勉強が好きと答えた。「やはり東大に行くような人は違う」と思うだろう。

でも、8割以上の人は苦手科目があったと答えた。そして、それ以上に注目したいのは、**「苦手科目をどう克服したか？」**という質問に対して、いちばん多かった回答が、「**あきらめた**」ということだった。

苦手なものはさっさと「あきらめられる」から、得意科目が伸びて東大に入れるのだろうし、苦手なことをやらなければ勉強が好きになれるのだ。

でも、普通はこんな「わりきり」ができない。真面目にやろうとするから成績も上がらないし勉強も好きになれない。どっちがハッピーか、少し考えればわかるだろう。

冒頭にも書いたが、本書の活用法として大切なのは、試してみることだ。ちょっといいぞと思えば、別のことも試す。そのヒントとして使ってもらえれば、あれこれ書いた分だけ、いろいろな人に役立つはずだ。

すべての人に役立つ方法はないが、逆にすべての人にあてはまらない方法もない。大事なのは自分にあったやり方を探すことだ。

ただ、**悩む人は、その前に考えすぎて、その一歩が踏み出せない。**

非常にもったいない。

1つでも試す気になれば大きな成長である。もし試す気になってくれるのなら、著者として本心から喜びたいし、そうでないなら私の説得力不足かもしれない。

でも、**変われないで損をするのはあなたである。**今の自分に満足していないなら、ちょっと試す気になってほしいことを伝えて、本書を結びたい。

末筆になるが、編集の労をとってくれた大和書房編集部の藤沢陽子さんと佐々木雅代さんにこの場を借りて深謝したい。

和田秀樹

和田秀樹（わだ・ひでき）
1960年大阪市生まれ。85年東京大学医学部卒業。東京大学医学部付属病院精神神経科助手、米国カール・メニンガー精神医学校国際フェロー、浴風会病院精神科を経て、国際医療福祉大学大学院教授（臨床心理学専攻）、川崎幸病院精神科顧問、一橋大学経済学部非常勤講師、和田秀樹こころと体のクリニック院長。
また、映画監督として初作品『受験のシンデレラ』でモナコ国際映画祭最優秀作品賞受賞、2012年には『「わたし」の人生』が公開され話題を呼ぶ。
著書に『「あれこれ考えて動けない」をやめる9つの習慣』『「忙しい」「時間がない」をやめる9つの習慣』（大和書房）、『定年後の勉強法』（ちくま新書）、『「がまん」するから老化する』（PHP新書）、『悩み方の作法』（ディスカヴァー携書）など多数ある。

本作品は小社より二〇〇九年三月に刊行されました。

だいわ文庫

「悩《なや》みグセ」をやめる9つの習慣《しゅうかん》

著者 和《わ》田《だ》秀《ひで》樹《き》

二〇一三年二月一五日第一刷発行
二〇一五年四月一五日第五刷発行

発行者 佐藤 靖
発行所 大和《だいわ》書房
東京都文京区関口一−三三−四 〒一一二−〇〇一四
電話 〇三−三二〇三−四五一一

装幀者 鈴木成一デザイン室
本文デザイン 松好那名(matt's work)
編集協力 ワードランド・佐々木雅代
本文印刷 シナノ
カバー印刷 山一印刷
製本 ナショナル製本

ISBN978-4-479-30419-7
乱丁本・落丁本はお取り替えいたします。
http://www.daiwashobo.co.jp